U0308182

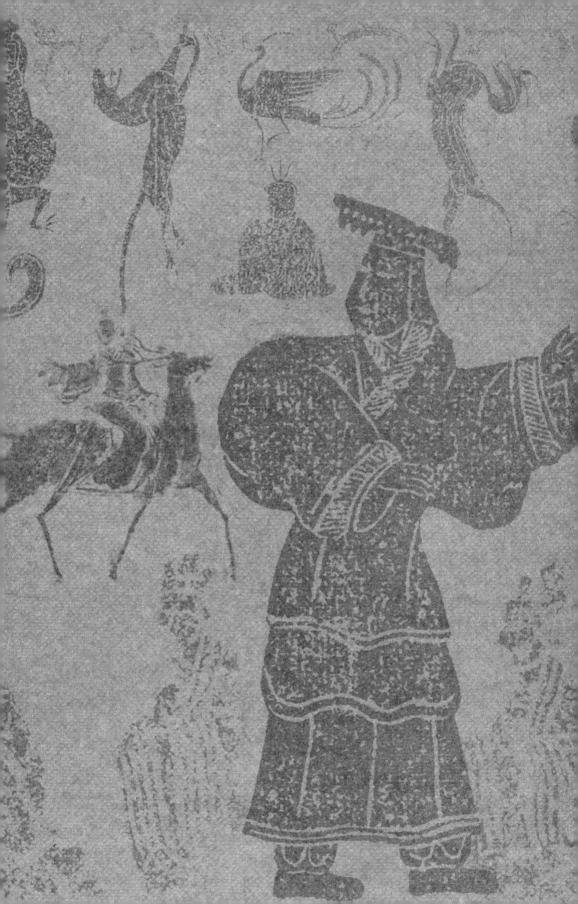

中国古医籍整理丛书

目 科 捷 径

清·刘松岩　著

王　全　王　倩　校注

中国中医药出版社

·北 京·

图书在版编目（CIP）数据

目科捷径/（清）刘松岩著；王全，王倩校注 . —北京：中国中医药出版社，2015.12

（中国古医籍整理丛书）

ISBN 978 - 7 - 5132 - 2219 - 8

Ⅰ.①目…　Ⅱ.①刘…　②王…　③王…　Ⅲ.①中医五官科学 - 眼科学 - 中国 - 清代　Ⅳ.①R276.7

中国版本图书馆 CIP 数据核字（2014）第 289223 号

中国中医药出版社出版

北京市朝阳区北三环东路 28 号易亨大厦 16 层

邮政编码　100013

传真　010 64405750

三河市鑫金马印装有限公司印刷

各地新华书店经销

*

开本 710×1000　1/16　印张 8.5　字数 55 千字

2015 年 12 月第 1 版　2015 年 12 月第 1 次印刷

书　号　ISBN 978 - 7 - 5132 - 2219 - 8

*

定价　25.00 元

网址　www.cptcm.com

如有印装质量问题请与本社出版部调换

版权专有　侵权必究

社长热线　010 64405720

购书热线　010 64065415　010 64065413

微信服务号　zgzyycbs

书店网址　csln.net/qksd/

官方微博　http://e.weibo.com/cptcm

淘宝天猫网址　http://zgzyycbs.tmall.com

国家中医药管理局
中医药古籍保护与利用能力建设项目
组织工作委员会

主 任 委 员 王国强

副 主 任 委 员 王志勇　李大宁

执 行 主 任 委 员 曹洪欣　苏钢强　王国辰　欧阳兵

执行副主任委员 李　昱　武　东　李秀明　张成博

委　　　　员

各省市项目组分管领导和主要专家

 （山东省）武继彪　欧阳兵　张成博　贾青顺

 （江苏省）吴勉华　周仲瑛　段金廒　胡　烈

 （上海市）张怀琼　季　光　严世芸　段逸山

 （福建省）阮诗玮　陈立典　李灿东　纪立金

 （浙江省）徐伟伟　范永升　柴可群　盛增秀

 （陕西省）黄立勋　呼　燕　魏少阳　苏荣彪

 （河南省）夏祖昌　刘文第　韩新峰　许敬生

 （辽宁省）杨关林　康廷国　石　岩　李德新

 （四川省）杨殿兴　梁繁荣　余曙光　张　毅

各项目组负责人

 王振国（山东省）　王旭东（江苏省）　张如青（上海市）

 李灿东（福建省）　陈勇毅（浙江省）　焦振廉（陕西省）

 蔡永敏（河南省）　鞠宝兆（辽宁省）　和中浚（四川省）

项目专家组

顾　问　马继兴　张灿玾　李经纬

组　长　余瀛鳌

成　员　李致忠　钱超尘　段逸山　严世芸　鲁兆麟
　　　　郑金生　林端宜　欧阳兵　高文柱　柳长华
　　　　王振国　王旭东　崔　蒙　严季澜　黄龙祥
　　　　陈勇毅　张志清

项目办公室（组织工作委员会办公室）

主　任　王振国　王思成

副主任　王振宇　刘群峰　陈榕虎　杨振宁　朱毓梅
　　　　刘更生　华中健

成　员　陈丽娜　邱　岳　王　庆　王　鹏　王春燕
　　　　郭瑞华　宋咏梅　周　扬　范　磊　张永泰
　　　　罗海鹰　王　爽　王　捷　贺晓路　熊智波

秘　书　张丰聪

前　言

　　中医药古籍是传承中华优秀文化的重要载体，也是中医学传承数千年的知识宝库，凝聚着中华民族特有的精神价值、思维方法、生命理论和医疗经验，不仅对于传承中医学术具有重要的历史价值，更是现代中医药科技创新和学术进步的源头和根基。保护和利用好中医药古籍，是弘扬中国优秀传统文化、传承中医学术的必由之路，事关中医药事业发展全局。

　　1949 年以来，在政府的大力支持和推动下，开展了系统的中医药古籍整理研究。1958 年，国务院科学规划委员会古籍整理出版规划小组在北京成立，负责指导全国的古籍整理出版工作。1982 年，国务院古籍整理出版规划小组召开全国古籍整理出版规划会议，制定了《古籍整理出版规划（1982—1990）》，卫生部先后下达了两批 200 余种中医古籍整理任务，掀起了中医古籍整理研究的新高潮，对中医文化与学术的弘扬、传承和发展，发挥了极其重要的作用，产生了不可估量的深远影响。

　　2007 年《国务院办公厅关于进一步加强古籍保护工作的意见》明确提出进一步加强古籍整理、出版和研究利用，以及

"保护为主、抢救第一、合理利用、加强管理"的方针。2009年《国务院关于扶持和促进中医药事业发展的若干意见》指出，要"开展中医药古籍普查登记，建立综合信息数据库和珍贵古籍名录，加强整理、出版、研究和利用"。《中医药创新发展规划纲要（2006—2020)》强调继承与创新并重，推动中医药传承与创新发展。

2003～2010年，国家财政多次立项支持中国中医科学院开展针对性中医药古籍抢救保护工作，在中国中医科学院图书馆设立全国唯一的行业古籍保护中心，影印抢救濒危珍本、孤本中医古籍1640余种；整理发布《中国中医古籍总目》；遴选351种孤本收入《中医古籍孤本大全》影印出版；开展了海外中医古籍目录调研和孤本回归工作，收集了11个国家和2个地区137个图书馆的240余种书目，基本摸清流失海外的中医古籍现状，确定国内失传的中医药古籍共有220种，复制出版海外所藏中医药古籍133种。2010年，国家财政部、国家中医药管理局设立"中医药古籍保护与利用能力建设项目"，资助整理400余种中医药古籍，并着眼于加强中医药古籍保护和研究机构建设，培养中医古籍整理研究的后备人才，全面提高中医药古籍保护与利用能力。

在此，国家中医药管理局成立了中医药古籍保护和利用专家组和项目办公室，专家组负责项目指导、咨询、质量把关，项目办公室负责实施过程的统筹协调。专家组成员对古籍整理研究具有丰富的经验，有的专家从事古籍整理研究长达70余年，深知中医药古籍整理研究的重要性、艰巨性与复杂性，履行职责认真务实。专家组从书目确定、版本选择、点校、注释等各方面，为项目实施提供了强有力的专业指导。老一辈专家的学术水平和智慧，是项目成功的重要保证。项目承担单位山东中医药大学、南京中医药大学、上海中医药大学、福建中医药大学、浙江省中医药研究院、陕西省中医药研究院、河南省中医药研究院、辽宁中医药大学、成都中医药大学及所在省市中医药管理部门精心组织，充分发挥区域间互补协作的优势，并得到承担项目出版工作的中国中医药出版社大力配合，全面推进中医药古籍保护与利用网络体系的构建和人才队伍建设，使一批有志于中医学术传承与古籍整理工作的人才凝聚在一起，研究队伍日益壮大，研究水平不断提高。

　　本着"抢救、保护、发掘、利用"的理念，该项目重点选择近60年未曾出版的重要古医籍，综合考虑所选古籍的保护价值、学术价值和实用价值。400余种中医药古籍涵盖了医经、基础理论、诊法、伤寒金匮、温病、本草、方书、内科、外科、女科、儿科、伤科、眼科、咽喉口齿、针灸推拿、养生、医案医话医论、医史、临证综合等门类，跨越唐、宋、金元、明以迄清末。全部古籍均按照项目办公室组织完成的行业标准《中医古籍整理规范》及《中医药古籍整理细则》进行整理校注，绝大多数中医药古籍是第一次校注出版，一批孤本、稿本、抄本更是首次整理面世。对一些重要学术问题的研究成果，则集中收录于各书的"校注说明"或"校注后记"中。

　　"既出书又出人"是本项目追求的目标。近年来，中医药古籍整理工作形势严峻，老一辈逐渐退出，新一代普遍存在整理研究古籍的经验不足、专业思想不坚定等问题，使中医古籍整理面临人才流失严重、青黄不接的局面。通过本项目实施，搭建平台，完善机制，培养队伍，提升能力，经过近5年的建设，锻炼了一批优秀人才，老中青三代齐聚一堂，有效地稳定了研究队伍，为中医药古籍整理工作的开展和中医文化与学术的传承提供必备的知识和人才储备。

本项目的实施与《中国古医籍整理丛书》的出版，对于加强中医药古籍文献研究队伍建设、建立古籍研究平台，提高古籍整理水平均具有积极的推动作用，对弘扬我国优秀传统文化，推进中医药继承创新，进一步发挥中医药服务民众的养生保健与防病治病作用将产生深远影响。

第九届、第十届全国人大常委会副委员长许嘉璐先生，国家卫生计生委副主任、国家中医药管理局局长、中华中医药学会会长王国强先生，我国著名医史文献专家、中国中医科学院马继兴先生在百忙之中为丛书作序，我们深表敬意和感谢。

由于参与校注整理工作的人员较多，水平不一，诸多方面尚未臻完善，希望专家、读者不吝赐教。

国家中医药管理局中医药古籍保护与利用能力建设项目办公室
二〇一四年十二月

许序

"中医"之名立，迄今不逾百年，所以冠以"中"字者，以别于"洋"与"西"也。慎思之，明辨之，斯名之出，无奈耳，或亦时人不甘泯没而特标其犹在之举也。

前此，祖传医术（今世方称为"学"）绵延数千载，救民无数；华夏屡遭时疫，皆仰之以度困厄。中华民族之未如印第安遭染殖民者所携疾病而族灭者，中医之功也。

医兴则国兴，国强则医强。百年运衰，岂但国土肢解，五千年文明亦不得全，非遭泯灭，即蒙冤扭曲。西方医学以其捷便速效，始则为传教之利器，继则以"科学"之冕畅行于中华。中医虽为内外所夹击，斥之为蒙昧，为伪医，然四亿同胞衣食不保，得获西医之益者甚寡，中医犹为人民之所赖。虽然，中国医学日益陵替，乃不可免，势使之然也。呜呼！覆巢之下安有完卵？

嗣后，国家新生，中医旋即得以重振，与西医并举，探寻结合之路。今也，中华诸多文化，自民俗、礼仪、工艺、戏曲、历史、文学，以至伦理、信仰，皆渐复起，中国医学之兴乃属必然。

迄今中医犹为国家医疗系统之辅，城市尤甚。何哉？盖一则西医赖声、光、电技术而于 20 世纪发展极速，中医则难见其进。二则国人惊羡西医之"立竿见影"，遂以为其事事胜于中医。然西医已自觉将入绝境：其若干医法正负效应相若，甚或负远逾于正；研究医理者，渐知人乃一整体，心、身非如中世纪所认定为二对立物，且人体亦非宇宙之中心，仅为其一小单位，与宇宙万象万物息息相关。认识至此，其已向中国医学之理念"靠拢"矣，虽彼未必知中国医学何如也。唯其不知中国医理何如，纯由其实践而有所悟，益以证中国之认识人体不为伪，亦不为玄虚。然国人知此趋向者，几人？

国医欲再现宋明清高峰，成国中主流医学，则一须继承，一须创新。继承则必深研原典，激清汰浊，复吸纳西医及我藏、蒙、维、回、苗、彝诸民族医术之精华；创新之道，在于今之科技，既用其器，亦参照其道，反思己之医理，审问之，笃行之，深化之，普及之，于普及中认知人体及环境古今之异，以建成当代国医理论。欲达于斯境，或需百年欤？予恐西医既已醒悟，若加力吸收中医精粹，促中医西医深度结合，形成 21 世纪之新医学，届时"制高点"将在何方？国人于此转折之机，能不忧虑而奋力乎？

予所谓深研之原典，非指一二习见之书、千古权威之作；就医界整体言之，所传所承自应为医籍之全部。盖后世名医所著，乃其秉诸前人所述，总结终生行医用药经验所得，自当已成今世、后世之要籍。

盛世修典，信然。盖典籍得修，方可言传言承。虽前此 50 余载已启医籍整理、出版之役，惜旋即中辍。阅 20 载再兴整理、出版之潮，世所罕见之要籍千余部陆续问世，洋洋大观。

今复有"中医药古籍保护与利用能力建设"之工程，集九省市专家，历经五载，董理出版自唐迄清医籍，都400余种，凡中医之基础医理、伤寒、温病及各科诊治、医案医话、推拿本草，俱涵盖之。

噫！璐既知此，能不胜其悦乎？汇集刻印医籍，自古有之，然孰与今世之盛且精也！自今而后，中国医家及患者，得览斯典，当于前人益敬而畏之矣。中华民族之屡经灾难而益蕃，乃至未来之永续，端赖之也，自今以往岂可不后出转精乎？典籍既蜂出矣，余则有望于来者。

谨序。

第九届、十届全国人大常委会副委员长

许嘉璐

二〇一四年冬

王 序

　　中医学是中华民族在长期生产生活实践中，在与疾病作斗争中逐步形成并不断丰富发展的医学科学，是中国古代科学的瑰宝，为中华民族的繁衍昌盛作出了巨大贡献，对世界文明进步产生了积极影响。时至今日，中医学作为我国医学的特色和重要医药卫生资源，与西医学相互补充、相互促进、协调发展，共同担负着维护和促进人民健康的任务，已成为我国医药卫生事业的重要特征和显著优势。

　　中医药古籍在存世的中华古籍中占有相当重要的比重，不仅是中医学术传承数千年最为重要的知识载体，也是中医为中华民族繁衍昌盛发挥重要作用的历史见证。中医药典籍不仅承载着中医的学术经验，而且蕴含着中华民族优秀的思想文化，凝聚着中华民族的聪明智慧，是祖先留给我们的宝贵物质财富和精神财富。加强对中医药古籍的保护与利用，既是中医学发展的需要，也是传承中华文化的迫切要求，更是历史赋予我们的责任。

　　2010 年，国家中医药管理局启动了中医药古籍保护与利用能力建设项目。这既是传承中医药的重要工程，也是弘扬优秀民族文化的重要举措，不仅能够全面推进中医药的有效继承和创新发展，为维护人民健康做出贡献，也能够彰显中华民族的璀璨文化，为实现中华民族伟大复兴的中国梦作出贡献。

相信这项工作一定能造福当今，嘉惠后世，福泽绵长。

国家卫生与计划生育委员会副主任

国家中医药管理局局长

中华中医药学会会长

王国强

二〇一四年十二月

王

序

二

马 序

　　新中国成立以来，党和国家高度重视中医药事业发展，重视古籍的保护、整理和研究工作。自 1958 年始，国务院先后成立了三届古籍整理出版规划小组，分别由齐燕铭、李一氓、匡亚明担任组长，主持制订了《整理和出版古籍十年规划（1962—1972）》《古籍整理出版规划（1982—1990）》《中国古籍整理出版十年规划和"八五"计划（1991—2000）》等，而第三次规划中医药古籍整理即纳入其中。1982 年 9 月，卫生部下发《1982—1990 年中医古籍整理出版规划》，1983 年 1 月，中医古籍整理出版办公室正式成立，保证了中医古籍整理出版规划的实施。2002 年 2 月，《国家古籍整理出版"十五"（2001—2005）重点规划》经新闻出版署和全国古籍整理出版规划领导小组批准，颁布实施。其后，又陆续制定了国家古籍整理出版"十一五"和"十二五"重点规划。国家财政多次立项支持中国中医科学院开展针对性中医药古籍抢救保护工作，文化部在中国中医科学院图书馆专门设立全国唯一的行业古籍保护中心，国家先后投入中医药古籍保护专项经费超过 3000 万元，影印抢救濒危珍、善、孤本中医古籍 1640 余种，开展了海外中医古籍目录调研和孤本回归工作。2010 年，国家财政部、国家中医药管理局安排国家公共卫生专项资金，设立了"中医药古籍保护与利用能力建设项目"，这是继 1982～1986 年第一批、第二批重要中医药古籍整理之后的又一次大规模古籍整理工程，重点整理新中国成立后未曾出版的重要古籍，目标是形成并普及规范的通行本、传世本。

为保证项目的顺利实施，项目组特别成立了专家组，承担咨询和技术指导，以及古籍出版之前的审定工作。专家组中的许多成员虽逾古稀之年，但老骥伏枥，孜孜不倦，不仅对项目进行宏观指导和质量把关，更重要的是通过古籍整理，以老带新，言传身教，培养一批中医药古籍整理研究的后备人才，促进了中医药古籍保护和研究机构建设，全面提升了我国中医药古籍保护与利用能力。

作为项目组顾问之一，我深感中医药古籍保护、抢救与整理工作的重要性和紧迫性，也深知传承中医药古籍整理经验任重而道远。令人欣慰的是，在项目实施过程中，我看到了老中青三代的紧密衔接，看到了大家的坚持和努力，看到了年轻一代的成长。相信中医药古籍整理工作的将来会越来越好，中医药学的发展会越来越好。

欣喜之余，以是为序。

中国中医科学院研究员

马继兴

二〇一四年十二月

校注说明

　　《目科捷径》系清代医家刘松岩著。刘松岩，生卒年不详，清代广川（今河北景县）人。作者行医四十余年，日夜留心，访诸先觉，遍览诸经，研读《周易》，苦攻《内经》，尤善眼科、妇科证治。刘氏积四十余年业医心得，于清·嘉庆二十五年（1820）撰成《目科捷径》三卷，后附刘氏所藏《绛雪丹》一卷，以四卷本刊行于世，本次整理，因《绛雪丹》非眼科专著，故未予收录。

　　其书以《周易》《黄帝内经》为指导，详述八卦阴阳与脏腑、眼目的对应关系，阐明眼病病因、病机及基本治则和特殊疗法；着眼于人之气血阴阳、寒热虚实，强调眼病的整体辨证论治；注重阳气，反对目病治火的偏见。全书行文朴实简洁，刊行后于清同治八年（1869）由其曾孙刘景芬重辑加按。

　　此次整理，以清光绪六年庚辰（1880）盛京同文山房刻本《目科捷径》为底本，校勘以本校、他校为主，慎用理校。他校书均采用通行本。其整理原则简述如下：

　　1. 采用现代标点方法，对原书进行标点。

　　2. 原书繁体字竖排，现改为规范简化字横排。

　　3. 凡底本中异体字、古今字、俗写字，或笔画差错者，予以径改，统一以规范字律齐，不出校。

　　4. 底本中文字有疑义，无本校或他校资料可据，是非难定者，不改原文，出校表示倾向性意见。

　　5. 通假字，一律保留，并出校记说明。如同一通假字在原书中多次出现，则于首见处校记中注明"下同"，余者不出校记。

6. 对部分冷僻字词加以注音和释义。

7. 原书中药药名、病证名称的不规范用字，一律径改为现行通用字词，不出校。

8. 原书目录有"目科捷径总目录并附绛雪丹全书目录"及散见于各卷卷首的"目科捷径卷一目录""目科捷径卷二目录""目科捷径卷三目录""绛雪丹全书目录"，整理后将它们统一汇编，置于正文之前。删除"目科捷径总目录并附绛雪丹全书目录"，各卷目录删除"目科捷径"和"目录"，保留"卷一""卷二""卷三"及"绛雪丹"，并分别加上总目录内容，即"卷一目形诸图附说、目形诸辨"，"卷二目科诸论、分症诸论"，"卷三点药诸方、服药诸方、炮制点药诸法、目科应用点服药本草"，"卷四绛雪丹"。

9. 底本目录与正文不符，正文正确而目录有误，据正文订正目录，目录出注；目录正确而正文错漏，据目录订正正文，正文出注。

10. 在相应各卷卷首分别加上"卷一""卷二""卷三""卷四"，删除卷一末的"目科捷径卷一终"及卷三末的"目科捷径卷三终"，删除卷四卷首的"盛京同文山房存版""新刻绛雪丹"及"绛雪丹全书"等字样，不出注。

11. 底本中"余""景芬"等自称之词字号较其他文字小，整理后与其他文字律齐。

12. 原书"右""左"方位词表示"上""下"义者，统一改为"上""下"，不出注。

按：《目科捷径》，家大人前在济宁河工时曾经友人梓之，第少药性本草，而症论亦太简易，此稿乃又增修始备焉。

刘氏家传目科捷径心法原序

余自童年最羡轩岐之术，所会者世医不少，所见诸家新集时编尤众，无一有洞达古先觉之婆心者，或称仙传，或曰异授，杜撰己能，假人扬善，其实腹无浮墨，求人高举，种种丑态，处处恶念，无非图索病家之财耳。余因此日夜留心，遍览诸经，访诸先觉，四十年来未尝一日少懈，尚未及宫墙之下，而言入门则远矣。古传三坟①，其一即《灵》《素》也，是书文义深奥，词句简略，非精思不得通其旨，设使学浅之人，再加疏忽，更不足齿矣。而世医尚有不知斯书为何物者，亦竟敢视症立方，岂无愧乎？一有差错，性命相关，岂不悔乎？岐黄之道，焉可轻视哉。余初习此道，不敢据以认真为是，见有病者，从旁暗察，其病若何，脉理若何，而医士所用之药若何，服药形状若何，愈否若何，惜乎全无功效。余即暗考古经，方论病源，绝不与治者相符，故不能愈可知矣。噫唏！经旨难明，而张、李、朱、刘之书，遍满国中，所载之方，清温攻补兼备，八极②非不详尽，须得精思切切而施药，其病虽险，未有不随手而愈者。但世医不晓经旨，不明八极，以病试药，治之不效，又不改图，

---

① 三坟：伏羲、神农、黄帝之书，谓之三坟。
② 八极：本指八方极远之地。此指气血阴阳寒热虚实。下同。

以致病者含冤地下，全不自省，其于天理能无损乎？余年逾五旬，始敢立方，莫不是世医之所弃而不治者，迫求不得已，勿拘贫贱富贵，必须详慎精切，按经分条施治，一剂而愈者极多。至于五绝①之症，不在此列。夫不识症而用药，是以知世医之不谙经旨者也。至如《痘疹正宗》《瘟疫论》二书，虚弱之人，屡受其害，后学因方少易知，而不顾损愧以网利②，作此者其无后乎？至于目科，原系杂症中之一技也，而世医独曰专门，此言何不情之甚也！且古方脉，小儿、妇女、杂症共有三百余条，皆是一门，俱可谓之专门乎？又谓痘疹，自汉马伏波北征带至中原，更是不经。自汉朝北气南行，黄河随气而迁，故河北盛于河南。斯疾也，极暖至寒不生，惟寒热交加之地而多也，故仲景深知运气之迁移，始立诸方，以治斯症。近来北气转盛之极，为医者可不知乎！

时嘉庆二十五年岁次庚辰春王谷旦③

广川后学松岩刘氏识并序

---

① 五绝：五脏危绝证候，即心绝、肝绝、脾绝、肺绝、肾绝。见《中藏经》卷上。一指五种卒死候：《备急千金要方》卷二十五："夫五绝者，一曰自缢，二曰墙壁压迮，三曰溺水，四曰魇寐，五曰产乳绝。"《三因极一病证方论·五绝治法》："凡魇寐、产乳、自缢、压、溺五者，令人卒死，谓之五绝。"《寿世保元》将自缢、墙壁压、溺水、魇魅、冻死称为五绝。《医学心悟》则指自缢、摧压、溺水、魇魅、服毒五者。

② 网利：犹渔利。网，用如动词。

③ 春王谷旦：正月良辰。

刘景芬重订《目科捷径》记①

是书者，乃先曾祖自度心法，随手录成者也。上法古圣先哲之遗表，下察风土人欲之由来，精一讲求，执中施治，平生气节，其在斯乎！是以辞约而意简，专事功效，不尚修饰，使人便于记览而易晓也。惟以寒热虚实之际，而以区区嫠不恤纬②之意，反复丁宁③者，恐学之见疑，首鼠两端而反误人也。所以一事而有数论，一症而前后并辨之，乃专望后学临事而惧，谋定后战，不以人命草菅，底行可绩耳。夫此道虽不求有功于世，要在无损于人也。只以世医多有疏忽于本源，以药试病，暴虎冯河④，全不知《内经》为何事者，以为时运至者为明医，以为名高位重者为洞哲，以致多方误人，付之于天命，可不惜哉！独目科一道，通者绝少，凡得斯疾，只可待时而已。世行之书不少，治之不但无效，反增其病。故先曾祖因进之，不以其道退而学焉，四十年来苦攻《内经》，研读《周易》，及三坟五典，无不披览，是以稍达先觉之旨，聊明两经之奥。故此以《易经》为经，以《内经》为纬，互相参详，前后考阅，以定诸方，而作诸论，订为《目科捷径》一部。书未及成，不幸而

---

① 刘景芬重订目科捷径记：此文由卷二末移至此处，标题为校注者另加。

② 嫠（lí 离）不恤纬：比喻忧国忘家。嫠：寡妇；恤：忧虑；纬：织布用的纬纱。寡妇不怕织得少，而怕亡国之祸。

③ 丁宁：同"叮咛"。

④ 暴虎冯（píng 平）河：空手搏虎，徒步渡河。比喻冒险蛮干，有勇无谋。冯：原作"凭"，据文义改。

寿考终焉。呜呼！岂非易之深旨，天有所靳①斯文乎？语云："君子疾没世而名不称焉。"虽登上寿，而一生心思未得亲见刊行于世，亦为最可恨者！嗣经先祖兢兢业业，绩而行之，详加校证，又行四五十年。凡依此立方施治者，无不随手而愈也。推验平日服膺②，念兹在兹而已。当是之时，欲及门墙者，虽颇不少，概行绩弗用成，岂非不事精一乎？岂疑情未除乎？窃谓"疑"之一字，实学者之深害。凡广求博览，终日咨询者，总是疑情未除也。岂独学此一道哉？而朱夫子曾言之审矣。乃家严敬承先人之志，谆谆告诫，虽在军书旁午③之际，而未敢一时一刻犹或忘之，是以命余辈抄录原集以成其书。至余兄弟急求刊行者，恐为数世之憾焉。余从军十余年，于兹南北驰驱十余省，各症概行经验，故于每条之后附记一说，以实本源之效，非余小子而敢多口讨论，乃不敢以堕先人之志，而欲继之于后世也。

　　时在同治八年，岁在己巳冬月，恭录于济南客舍。景芬桂岩氏重缉之末，岂堪言序，聊以记之，以备采择焉。

---

① 靳：吝啬。
② 服膺：铭记在心；衷心信奉。
③ 旁午：亦作"旁迕"。交错，纷繁。

目　录

卷一　目形诸图附说、目科诸辨[①]

目形内外分阴阳图　附说于后

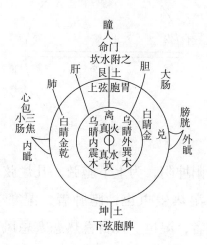

《易》曰：离为目，其形正圆，为纯阳之体，外实而内虚。左目属少阴真水，右目属少阴真火，此以目之左右而分阴阳也。故左目病而晨昏重，右目病而夕昏重。夫左目病者，是水中火微；右目病者，是火中水少。瞳人居中，内藏真水真火，此即坎中水火也，所以能照内外也，水照于内，火照于外。乌睛属木，水生之；木生火，水制之。白睛属金，制木而生水，互相生克，为一生之用。两眦属火。以制金。两胞属土，上下覆绕之，而蕴诸内，此

---

① 目形诸图附说目科诸辨：卷题原无，据目录补。卷二、卷三、卷四同。

万物生，土之义也。其水火居坎，而献^①于离，以为用也。

合目胞弦图　说附于后

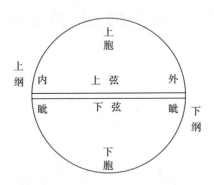

经云：艮阳坤阴，为上下胞弦。凡烂弦者，风湿所致也；作痒者，湿热生虫也；胞肿者，湿寒受风也；弦紧者，寒也，缓者，湿也。凡目喜热恶寒忌风，春日风多而亢，故左胞弦多病；夏日天热风微，故病目者少；秋日风凉而燥，乌睛多病，凡睛一遇凉燥而涩，故病也；冬日暴寒无阳，不特目病，诸症皆可得焉。夫目病胀疼不已，乃受寒所致，以消风除寒为主，虽然施治非一，临症留意不可忽也。

开目图　说附后

经云：目睛以覆者为阴，以露者为阳。故上下纲紧急者为虚寒，上下纲缓弱者为虚湿。纲弦烂者，风湿也；作痒者，湿热生虫也；拳毛倒睫者，脾中虚湿也；刺疼者，

① 献：呈现；现露。下同。

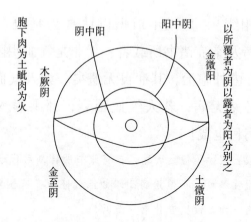

以所覆者为阴以露者为阳分别之

金微阳

阳中阴

阴中阳

木厥阴

胞下肉为土眦肉为火

金至阴

土微阴

膀胱热也；胞内起疙瘩者，脾胃湿热外受寒也；目内周围红肉淤塞，此心脾病也，孤阴无阳也，故笔之以启后之学者。

八极至要辨

余观古之目科及今之目科，诸集巧设异名，种种不一，惑人恣甚，屡试其方，不特不效，反增其病，不知是古今运气之不同，亦不知是古今之疾病不同也。昔余幼时尝与僧人净业者论及目科诸症，所言精详，情理近似，考之古书无讹，而仿此立方，治病竟无功效。余不得已而度心法，凡有施用，屡屡多验。是以遂弃古书治目之方，惟按古经目科诸论内科之方以治目疾，莫不随手而愈，较古经更妙。故笔之以儆①独用古方清凉之弊。余又按人之气血虚实阴阳寒热日夜思之，以治诸般目症，获效甚多。其初总不敢以认真为是，何也？因目科诸论于心相悖，所载

---

① 儆（jǐng井）：告诫。

之方于症相缪①，是以不敢据以认真为是也。无奈细阅《内经》，考及杂症诸书所载者，无非是气血阴阳寒热虚实而已。若分内外施治，其症自无遗矣。如人气血俱盛，邪不能侵，必然无病；若人气血稍衰，邪乘虚入，必然受病，岂止病目也哉！

所论八极，实为治症之大端，自有此书所传，后代子孙以及门人讲究此者，无往不可，不但治病，即如正心修身齐家国治②，莫不由此也，岂特指一而言哉！曾孙景芬谨识。

五轮辨

易云：离为目。离何以为目？火能照远故也。木水金土在于六气之中各一，惟火有二焉，君相是也。君火藏于坎水之中，附相火而用事，故瞳人居坎向离，中正之官也，所以不能掩人之恶。震巽为风木，在目为乌睛，在脏腑为肝胆，内藏龙雷之火，其火阴发阳伏，所以目之病者，多因乎阴也。乾兑为燥金，在目为白睛，在脏腑为肺大肠，内有元阳之气，以平龙雷之火。金克木也。凡气旺血定则无病，所以目之暴病多因阳气偏盛也。艮坤为土为肉，在目为上下胞，在脏腑为脾胃，是以上下覆绕于目，以通两眦，其色红，为血，属火，以生土，总是相生相制，使五行平和也。其古之目科所载云："瞳子为水轮，乌睛为风轮，白睛为气轮，两眦为血轮，上下胞为肉轮。"

---

① 缪：通"谬"，错误。《庄子·盗跖》："多词缪说，不耕而食，不织而衣。"

② 国治：治国。疑倒。

但指一而言，岂不知各具五行，不可执一也。又云："瞳病须按肾治，乌睛病须按肝治，白睛病须按肺治，两眦病须按血治、心治，上下胞病须按肉治、脾胃治。"此皆不经之语也，学治目者更须知之。

夫治病者须知五行生克制化、冲合助伏，虽各有所属，莫不声息相通，彼此为用。病有生克而药有相畏而更相使，是以平常则无病，病即反①常也，反常则无道。不但治血肉体胎之症，治世行事之病亦然，凡明易者，必能知此也。景芬谨识。

用药错误受弊论

凡目疾必分内外障而治之，何也？恐不明虚实，以内外不分而误也。譬如内本不虚，因外受风寒而得病，其邪原在于表，既表受风寒所束，而内火不得外出，故目肿疼痛，鼻流清涕，此为外障，治宜散风去寒可也，表解而目自愈。何也？表解，风邪随汗而散，又何必用苦寒以祛火也。若误用苦寒而内必伤，伤则内虚，而外受之风寒亦随入内矣，此小病而反增成大疾矣，已误矣。当先治其药伤，更须分别所伤何经之气血，急用药以挽回之。治其药即治症也，返其本而复其旧，其病自愈，又何必多歧也。若服苦寒太过，诸症百出，而初得之风寒未解，五内之气血复伤，风寒寻窍而出，攻破目睛，则无治矣。此外障致成内障之弊也。内障者，五内素虚，风自内起。夫肝脏藏风者也，此风即肝经之一气也，此气即龙雷之火也，受寒

---

① 反：原作"返"，据文义改。下句同。

而起，所以目疼更甚也。惟此疼肿必是由内而外，独献内症多端，或不食不卧，或发烧烦躁，或心悸不宁，一切虚症外露，是以知非外障风寒也明矣。治当分别是何经络之气血虚实寒热，或阴分或阳分，更为紧要。若一例用寒凉等药，不但其目必坏，而性命尚且难保，岂关系小哉？此乃内障之虚症误治之弊也。凡外障实症，虽不治亦可自愈，纵然不愈，亦不至于坏目殒命耳。若内障虚症，不但不治，即迟治尚恐不及，若误治更不待言矣。虽然内障最重，自要认明施治，无不愈者，不像外障实热之症，不治亦可自愈也。

近来之有病者，叩神祝仙、求巫许愿、烧香磕头者，即可以此类推矣。大凡非关系性命之病，未有不日久而自愈者，即此外障是也。适逢其会，愚民以为神力巫术之可凭，而巫者藉此以惑人，岂不知总非心腹疾也。若果能诚心默祷，立愿向善，亦可挽回天心，非比此也。好信巫术者，可知之。景芬谨识。

水火同源论

易曰：乾为父，坤为母，清轻者天，重浊者地。凡男子气多血微，左目主血，右目主气，血可配气，故左目强其右目。凡女子血盛气少，气不配血，故右目胜其左目。人之瞳神能照物于内者，真水之德也，能照物于外者，真火之德也，其水火同源也，明矣。凡目外得之症，为有余，解之即愈，目虽红肿，睁则能视；内得之症，为不足，非补不愈，虽不红肿，不能睁视，又且羞明怕光。人之瞳神，能视而见物者，全凭中心一点真火也。《灵枢经》

云：目者，五脏六腑之营①卫精华常盈者也。又云：诸脉皆通于目。目属气，须得血以附之，故脏腑之精华皆注于目也。经云：坎具水火也，水成血者也，火化气者也。水附火以化气，火领水以成血。又云：五脏分五行而为五色。凡红色鲜润者，为实也，板者为寒，色淡者为虚，色白者为虚寒已极。其白如磁器日照之光者，肺寒也；有蓝、绿二色献于瞳人者，邪炽也，不治之症也。瞳人色黄者，土下陷也。人有天生白睛多而乌睛少者，此乃肝肾二经秉受皆不足也。雀目者，是肝中阴阳盛衰也，赤脉从上而下者，病在足阳明；从下而上者，病在太阴脾。睑②皮宽解者，脾胃虚湿也；目纲紧急者，脾胃虚寒也；从外而内者，风热也，目睛顶平如镜而带白色者，乃食积内伤也，小儿多有此症。若脾虚下陷肝肾，此为鬼贼邪，故云不治。凡外障瞖膜，风热内蕴也。若复受风寒，其邪不能发泄，而成浮瞖；若再服苦寒，即成冰瞖；若服苦寒太过，邪入重地，则成陷瞖，日久阳气已尽，则难愈矣。如白色未定，尚有活意，虽白陷而润，正疼之时也。急用大补之剂，或好一二，然亦不能无痕。故治目疾，凡苦寒之药，不可轻用也。

俗云：凡病目者皆是有火。此真误人不浅也。岂不知一火居于二水之间，其不能胜亦明矣。凡云火者，皆邪火也，阴发阳伏也，焉有真火为病哉！景芬谨识。

---

① 营：原作"萦"，据文义改。
② 睑：原作"脸"，依例改。下同。

瞳人论

经云：水火者，阴阳之迹也；坎离者，水火之位也；心肾者，坎离之配也。阴以阳为根，阳以阴为根，所以合和而能视也。故曰：心配离而生血，是为阳中阴，乃真阴也；肾配坎而生气，是为阴中阳，乃真阳也。心之血即肾中真水，而灌溉滋濡瞳人者，水之德也；肾之气即肾中真火，而呴嘘①鼓动视物者，火之德也。然肾水不足，病在左目；肾火不足，病在右目。故两肾左主乎水，右主乎火，此即真水真火是也。经又云：七节之旁，中有小心焉。小心者，即膻中也，以其为君之相，故曰小心，非另有一心也。以其代君行令，故名相焉。然何以为命门，而人之性命皆本于此也。此命门一火居于二水之中，其不胜也，明矣。夫精蕴之于内，而使火不赫曦②、水不涸流③者，全凭神以主之也。所谓神者，果何物也？是太虚中神所栖也，即此心神也。神下降而生精，精者肾所藏也。肾藏精，精足而生气，气足上升而生神，神足下降而生精，川流不息，蕴养诸脏而归明于瞳子，故视物无巨细，皆可洞见也。若摄处稍偏，各有胜负盛衰之变。若水火不能上蕴于目，其气湿，其血燥，即不能蕴诸脾胃，则脾胃不能统领气血上归于目，则失明矣。

精、气、神者，乃人身之三宝，一不足而三亏。是以精损则神

---

① 呴嘘（xǔxū 许虚）：犹言"吐纳"。
② 赫曦：火太过。参见后面"五行平过不及各名"。
③ 涸（hé 禾）流：水不及。参见后面"五行平过不及各名"。

散，而气自短；好气者，大能伤神而精亦自不固；劳神者，亦可损精而伤气。此三者分毫不可亏损，一生可不慎哉！景芬谨识。

命门真火与膻中相火分别论

经云：七节之旁，中有小心。即膻中也，名曰相火，代君行事者也。心者，君主也；膻中者，冢宰①也。但相火是无形之火，居于心肺之间，谓之黄室，即离也。又经云：五脏之真，惟以命门为根本。人之受胎，先具此火而后有肾，此火居于二肾之中，水自左而升，火自右而升，由是心肝脾肺相继而生，如是则五脏成而百骸备矣。是知人之先有五脏，然后才具皮骨也。故曰命门真火，实为立身之本，十二经络之冢宰也。若肾经无此火，不能以作强，何以技巧出焉？膀胱无此火，则三焦之气无以化，何以行水道焉？脾胃无此火，则不能熟腐五谷，何以别五味焉？肝胆无此火，则将军无决断，何以谋虑出焉？大小肠无此火，则变化不行，何以利二便焉？心主无此火，则神明昏乱，何以应万事焉？斯五脏六腑如走马灯一般，全凭中心一点火力所致而动也。火旺则转速，火微则转迟，火息则不动矣。此火乃立命之本，人身之至宝也，何乃世医专祛火为先，岂非昧之甚也？再加世人不知保养节欲，日夜戕贼，焉有不病也哉？已病矣，而治病者不管人之虚实气血阴阳寒热，而恣用苦寒，直灭此火而后已，反欲望其生焉，则难矣。命门者，原具太极，水火不能相离者也。

---

① 冢宰：周代官名。为六卿之首，一称大宰。

若水不足而反能视，即知其火有余也，纵有火动之疾，只可养水以配火，毫不敢以祛火也，此谓"壮水之源以镇阳光"。火之安，全仗水之有余也，此即水愈深而火愈明也。若火之不足，视物不明，既知水之有余也，不必泄水，只可水中补火，"益火之源以消阴翳"，水之安，全凭火之有余也，此即火愈旺而水愈深也。故诸经皆云：水中求火，其明不减；火中求水，其源不竭。故瞳人之视，全仗此火也，明矣。

经云："西北为黄秘，东北为黄始，东南为黄室，西南为黄庭，中央为玄室。"

若火盛阴必衰，水旺火必微，自然之理。与①其抑阴以就火、祛火而附水，何若强火镇水、益水配火哉！譬如天秤称物，以一百两之法码，以一五十两之财物，多寡偏盛自然不匀，与其去除五十两之法码以配财物，宁添五十两之财物以配法码乎。其五十两之均平不若百两之均平多而强壮也，明甚矣。惟世人专以抑其多而就其少，再不肯益其少以附其多，何也？岂非求少易而求多难欤？景芬谨识。

先天内景图说补遗正讹

若曰人之五脏内景骨骸，诸书所载分析不明，令人模糊。今特表而出之，俾可一目了然，以备观览。夫人之有身，先起自命门，何则？此乃原系父母构②精之火，二火相合成一，故曰混沌。当不分之时，为之无极；至三五之

---

① 与：原作"欲"，据文义改。
② 构：通"媾"，结合，交合。《素问·上古天真论》："二八肾气盛，天癸至，精气溢泻，阴阳和，故能有子。"王冰注："《易·系辞》：曰'男女构精，万物化生。'此之谓也。"

期，分成两肾，为之太极；左水右火，其形以象两仪。两肾之具水火，即真阴真阳之谓也。男子之精色白，是谓阳中阴，名为真阴真水；女子之精色赤，是谓阴中阳，名为真阳真火。是以真阴真水居于左肾，真阳真火居于右肾。其肾系连于脊骨，左右各一孔，内通骨髓，肾中阳气自下上升七分有余，肾中阴气自上下降三分不足。人之脊骨原是二十四节，颈骨五节在外，共二十九节。古书云连颈骨共二十四节，不符。《洗冤录》：其脊骨肾之下连尻骨十节，肾之上二十节，自尻至肾中方骨十节为下关，自方骨以上十节为中关，再上十节为上关。此之谓三关也。左肾真水从系上升而生肝木，木上升而生心火也；右肾真火从系上升而生脾土，土上升而生肺金也。四脏全而五行备。此即两仪生四象也。五行之中，金木水土各一，其火有二焉，君相是也。阳从地起，阴自天降。五行既具，阳由阴生而类聚。君为心火，相为包络，以包络为使，故包络生小肠，肺生大肠，脾生胃，肝生胆，肾生膀胱，此阳自阴生也。三焦外包之，鬲①中内隔之，八卦成矣。惟心肺居于至高而受清阳之气，须以鬲中隔其浊，玄府以涵煦之，必须如此而诸脏之气方能以接续之，百骸备具，始降生焉。此乃先天之理也。降生之后而胎息失矣。凡人所获之疾，非内伤即外感而已，总不离七情六欲之伤也。疾有六十四卦之别，人能明之，可谓知《易》也。夫六十四卦之生克制化，其理甚微，后世失传。余不敢妄作而惑人也。

---

① 鬲：通"膈"，横膈膜。《素问·风论篇》："食饮不下，鬲塞不通。"下同。

考之古书，自开辟以来，古圣以年计岁，故三皇各在世数万年，辰巳运以月计岁，人寿尚能数万月。今已中天过半矣，人寿以日计岁，不过几万日，而寿不满百。自今以后，人寿渐消，又不知将来寿数若何也。余考《太乙宝鉴》历数，自开辟甲子至嘉庆二十五年庚辰，共计一千九百三十七万九千六百五十七年矣。天地有十二会，每会三百万年，自开辟甲子至己巳六会，共除六三，合一千八百万年，入庚午会一百三十七万九千六百五十七年。庚金主杀，午主胜伏，故多杀伐分争而用武也。

今人专以胜强为能，乃气数使然耳。是以知夫不好争强夺胜者，固非应生于当时也，其事之蹉跎崎岖乃应然耳，不必为怪。景芬谨识。

先天外景备考

夫人之身体原始于男女构精而成形也。二精初合之时为之混沌，即命门也，分之而为太极，以象两仪，即两肾也。两肾具水火之真精，由脊髓之中，下至尾闾，上至颠顶，以归髓海。故头为六阳之首，居于至高，六阴难到之地也。惟厥阴一经可至中颠，他经齐颈而还。然亦非确论也。独不观夫耳目鼻皆偶孔二欤？其白睛、乌睛、瞳人皆阴也，若言诸阴不能到者，非也。诸窍之采纳，皆五脏之精华外献者也。夫耳目鼻六窍者，此六阳生六阴也，故此皆偶也。惟口纯阳为海，须厥阴木以泄之，故能辨五味焉。此即阳生阴长，阴生阳濡之理也。盖真水真火之精，下降自肾位，至尾闾而生两股，其精寓焉；上升至颈，而分两肢。《内经》云："肺胃而咽喉成。"咽主动而饮食入，故胃生之；喉主静而呼吸通，故肺生之。胃，阳明经也，能受五味之浊气；肺，至阴经也，专受无形之清气。亦须离中以隔其浊，包络以护其君主，三焦涵煦其外，二肠盛受其内以传送之，膀胱隔其浊以泄降之，八卦相传则出纳通顺，何病之有？稍有不周，则疾作矣。故有六十四卦之不同。如水在上，火降于下，为之"既济"；如火在上，水在下，为之"未济"，即病也；如地气生，天气降，二气相交，为"泰"；地气不升，天气不降，则为之"否"，即病也。所言水者，乃肾中真水；火者，乃命门真火也。谓心中离火能燔万物，假真水以制之，所以为"既济"，有何病焉！如真火亏而邪火独焰，此即"水火不交"，所以为"未济"，而死期且近矣，岂但病目哉？夫天者阳也，阳生阴，阴自天降；地者阴也，阴生阳，阳自地起。阴阳配合，则安然无病，故为"泰"。如阴阳不交，则腹内痞塞不通，故曰"否"。人之诸窍皆赖五行阴阳之气以周流之，岂特于目哉？故人之气血，日夜周流，片刻不息，若稍有不周，则病立至矣。故经云："结耳则聋，结目则朦。"凡气血遇火则行速，其病为"有余"，来之速而去之亦速，即不调治，火退而自愈也。气血遇寒则凝滞不行，其病为"不足"，非温补不愈。若不问阴阳，概用寒凉，凝而又实，其结欲坚，不死何待！大凡人之有体，无论男女内外、杂症胎产、小儿痘疹，皆可类推矣。

人之有身，既如天地，泰而安、否而病也。所以人之上唇之渠，名曰"人中"，盖鼻、耳、目皆偶，其象"☷"为阴，以下自口、外肾、肛门皆单，其象"☰"为阳，自然生成地天泰卦。故人久卧多病也。景芬谨识。

治病之大法

易曰：乾为天，兑为泽，属金。乾为纯阳，兑为至阴，在脏为肺，在腑为大肠，在形为头，在气为寒为颡，主清明之质。如病实者，是邪气实，以伤清明之气，金脏畏火者也。凡言病实者，皆非肺中之正气实也，乃肺虚而受外邪实也，治须用泄子之法，水是金之子，即膀胱也，利水即是降火，火降而金自清，导赤散是也。如金虚，是气虚也，法当补母，母即土也，火能生之，须补其火，真火生土，而不克金，补益命门是也，此即经云："艮阳土是坎水所生，坤阴土乃离火所生。"学医者须知坎中有火、离中有水寓焉。此不过举一而言之，他经亦可类推矣。

坎为水，为两肾，为命门，真水真火居焉。如水火平和，则安然无病矣，如火盛水必衰，水盛火必微，皆重疾也。水，阴也，不能制龙雷之火，其火藏于肝，治宜疏肝气，则使阳明燥金得令，阳明显著则龙雷藏形，其火自息也。惟理肾经只有此一法，亦不可清金以滋水，亦不可清肝以去火，何也？此"乙癸同源"之义也，须用从治之法以治之。后学可不知之乎！

艮为山，为阳土；坤为地，为阴土，在脏腑属脾胃，为五脏之母、后天之本。脾喜干而恶湿，胃喜润而恶燥。夫脾为气血之统领，即金水木火之气血，莫不由此而行也。故经云："脾为各脏腑气血之统领。"胃居中洲，盛受五谷，能以腐化者，全凭命门一点真火也，若壮实之人，其火有余，最能杀谷，故治以清金为宜；虚弱之人，真火不足，治以先补其火。补火即是温肾，此即"皂底①增薪"之谓也。

震为雷，巽为风，属木，龙雷藏于震宫，在脏为肝，开窍于目。肝逢阴寒则气盛，遇阳则散，故治肝喜阳忌阴。阳药多热，阴药多寒，以泄为补，以补为泄。巽为胆，味苦性燥，喜热恶寒，受和而忌逆，此即甲己化土②之义也。凡治肝火用苦寒而热更盛也，后之学者须知之。

离为火，在天为日，在人为头，在头为目，后天之火，有形之位也，先天真火，由此外献焉。此火与水并居，故火不畏水，水不畏土。如真火实者，泄土即是去火；如虚弱之人，敛肝即是补火。真火复升，龙雷自藏也。故五行之中，八卦之内，不过偏多偏少而已。如人五内平和则无病，稍不平和即是病也。若按去寒补泄之法而治之，无有不愈之症，岂可专于去火哉？五行之火在内为气，若无气，如鱼离水，斯火岂可轻去也哉？

人之真火即是孟夫子所云"浩然之气"，此乃天地正大之象，一时一刻少不了的，求之而恐不得，何可去哉！况正气一微而百邪生，即君子小人之愈③也。此论即补母泄子之法，医家最要者，且勿忽之！景芬谨识。

五行生化违经增气辨

坎水，天一生之，后乾前艮；离火，地二生之，前坤

---

① 皂底：疑为"灶底"。下同。

② 甲己化土：运气术语。指逢甲己为土运。《素问·天元纪大论》："甲己之岁，土运统之。"

③ 愈：疑为"喻"。

后巽；震木，天三生之，前巽后艮；兑金，地四生之，前乾后坤；戊己，中央土也，天五生之，艮坤附行于外。此五行之缠度也。其邪亦具五行，岂特火之为邪也哉？邪者，四时不正之气也，名为客气，可去而不可留。五行之正气断不可去也。夫五脏六腑之正气乃养身者也，七情六欲之邪气最伤身者也。治者宜去邪扶正，必以邪去正复为善。若一味去火，不必问症之愈否，未有不可致命者也。即以壮火论之，病人日食数次而仍饥者，乃壮火杀食也，非真能消化也。此谓之久而增气也。何谓增气？如春日肝病不可过用寒酸之剂，过则反生热；夏日心病不可过用寒苦之剂，过则反生热；秋日肺病不可过用辛凉之剂，过则反增热；冬日肾病若久服咸热之剂，反增其寒；四季脾病，若久服甘温反增寒，久服甘凉反增热。此用药之大忌，即为增气也，须知之！凡受其忌者，以后再用药料，无拘寒热温凉补泄之剂，皆不受也。夫医之善者，须寒热并用，认明病症，要缓缓图之，或好一二。若信医不专，皆不治之症也。学医者尤当熟思，不可不知其弊也。增气者，即此一经之偏盛也耶。

凡受增气之弊者，皆受偏执之过也，如人之好善恶恶，疾之太严反受其病。凡事缓图而详求之，不致有偏盛执一之过也，可不察哉？景芬谨识。

主气客气辨

夫人之五脏六腑，各有主气，亦各有客气。主气者，本经之天然正气；客气者，六淫之邪气也。主气旺而客气伏，不能相犯。若主气稍衰，则客气易犯，客人夺其主位，即成病矣。岂止转病于目哉？世之方士但知去客气，漫不加意于主气，往往治病而反增病，何也？夫有言于正气者，专以脾胃之气为一身之根本，全不明坤土乃离火所生，艮土乃坎火所生。坤是阴土，须离火以生之，离者，阴也，此即以阴济阴也。艮是阳土，须坎中真火以生之，命门居坎属阳，此即以阳济阳也。艮，胃也；坤，脾也；离，心也；坎，命门也。土为后天之本，火为先天之本，即为仙为神，亦不过克①全此二者而已。

是知夫人非火不生，非土不长，凡降火苦寒之剂，未有不伤脾胃者。祛火克土，岂可轻用哉？景芬谨识。

玄府论

玄府者，即《仙经》②所云"玄牝""规中"也，在一身之中正，乃气血之道路。故治病者先要通玄府，不然治亦不效。上焦玄府以心肺为主，必先要用通心肺之药；中焦玄府以脾胃为主，必先要用通脾胃之药；下焦玄府以肝肾为主，必先要用通肝肾之药。此治病之最要者，故笔之以启后学。杏林③云："一空玄关窍，三关要路头；忽然轻运动，神水自周流。"

"真人潜深渊，浮游守规中。"此即《仙经》所云也。作事要上下

---

① 克：能。
② 仙经：泛指道家经典。
③ 杏林：指石泰（1022－1158），字得之，号杏林，一号翠玄子，宋代著名道士，著有《还源篇》。

和睦，全便①时宜也。景芬谨识。

五行平过不及各名

经云："其五行平过不及，各有名也。"今分而详载之，以备采焉。

木平名敷和，火平名升明，土平名备化，金平名审平，水平名静顺。

木不及名委和，火不及名伏明，土不及名卑坚，金不及名从革，水不及名涸流。

木太过名发生，火太过名赫曦，土太过名敦阜，金太过名坚成，水太过名流衍。

经又云："不恒其德，则所胜来复；政恒其德，则所胜同化。"言此四句者，所言一经虚衰，则克之经必来犯也，治理不差，则病全愈，不论胜己与己之胜，同化为平矣。

凡为治者，全凭认理之不差也。若认明至理，无往不克；若差之毫厘，则失之千里也。凡事岂可含混而勉强应承哉？此即邪不侵正之谓也。景芬谨识。

头疼及目论

头以像天，一身清阳之气、精华之血，皆会于此也。如六阳之脉循经而行，则无头疼目疾之患。若外感受风寒雾露之触，内因受湿热痰火之蒸，其疼由此而及于目也。若脾胃虚寒，以致清阳不升，浊阴不降，则手足厥逆也。有头疼极

① 全便：疑为"权变"。

重而目不病、有头目俱病者，治宜发表解散。亦看内外障，若内障，必须温散加以补剂，总以认症施治为要。如目起旋螺，得温觉轻，见寒尤甚者，非大剂温补不能愈也，参芪桂附，为治此之要药。若如头目俱疼之症，听信俗传，不时荡洗，再服苦寒，以致其疼更甚，非加参附丁桂，不能止其疼；若厥逆凉过肘膝者，不治之候也。若素本不虚，率然而得头疼者，为感冒也，表散即愈；若久而不愈者，则为头风也。凡头疼多有及目者，何也？目乃肝之窍故也。六阳皆会于头，惟厥阴之脉，上入吭嗓，连目系，出额，故治者常以七经辨之，总以属虚者多，而属实者少也。虽然有痰火温寒风热，及气血虚弱食瘀之别，皆能伤乎脉道，而目为之疼也。夫头疼若太阳病，疼在后脑；阳明病，疼在额；少阳病，疼在两角；厥阴病，疼在巅顶而吐涎；阳明而又挟鼻连齿，各有分别。如人实，当寻风火痰以审之；若人虚，则寻气血虚寒、阴阳表里而治之，析辨分明，可得病情矣。若是受寒太过，额冷，是少阴疼；若服凉寒，疼尤甚者，是太阴疼，更须用参芪姜桂丁附等药以温补之，不然仍再用寒凉之剂，深有性命之忧，慎之慎之！

近来头疼及目，多有针灸者，往往坏目。此令人最可恨者。坏目者亦不觉，治病者亦不省，真可惜哉！景芬谨识。

治头疼分阴阳辨

凡人头疼以及诸杂症疼者，皆以身热为阳，身不热为阴也，身凉肢冷为虚寒也。惟虚人而身亦热者，此为大症。有舌灰唇焦者，甚而有欲坐井中者，有漱水不欲咽者，有畏明怕烟者。似乎大热而口鼻之气反不热，病人自觉热甚，他人以手探之，皮肉皆不大热，此谓阴极逼阳外露也。遇此症者，当用大剂参附丁桂等味，或可挽回真阳而愈也。若使误用苦寒，如火投水一般；若用平治之剂，反增其病。凡此须宜急治，迟则无济矣，而况误治乎？夫病至此极者，乃气将脱、阳欲竭也。若凡目疾，服消散药不愈者，务当速为改图以补其虚。若左目重者，为阴虚血寒，则身不热，若只血虚，则身热，不时烦躁，或日晡发烧骨蒸等类，及目则羞明，治当用桂附逍遥散加丁萸诸味，以降浊回阳为要，阳回则夜疼羞明自愈矣。若右目重，为阳虚火微，虽不必受寒，而身亦有寒者，治当用桂附回阳益气汤加丁萸诸味，回阳抑阴而目自愈。凡目疾乌睛向外红者，皆是阴症，兼寒者，胀疼不已，昼夜不眠，亦当照前法治之，其效更捷。若误用苦寒，不但其目必坏，而性命定难保全也，可不慎欤？若阴虚发热者，一用凉药，其热尤甚，若见热不退，倘复用苦寒，乃催其死也。医士多受其弊，此皆不明虚实也。岂不知此火为龙雷之火，遇阴而盛，逢寒尤烈，治须大温大补以回阳，阳回而阴自熄，龙雷亦即藏伏也。若虚烦不眠，加枣仁、远志敛气安神，未有不愈者也。是以知虚热实热之大不同也，务当分辨之！

治病不但头目，而各症亦然。若能分辨虚实而分条治之，无不随手而愈也。分别虚实乃治病之要，是以有"南北不同治""贫富不同治"之分别，即推确虚实也。景芬谨识。

经云：头疼者，原因风邪循风府而上，则为脑风也。

风府、风门二穴俱在脑后，脖上发辫之下，风自此吹入，即成脑风也。

此症古人无之，今之僧道此症亦少，何也？乃圆领高大，障风而不得入也。景芬谨识。

新沐中风者，则为首风，其状头额多汗，畏寒而恶风，常有数年、数十年不已者，用风药亦不见效。此乃因犯大寒，深入骨髓，髓以脑为主，脑逆，故头疼如破，及齿目皆疼，手足指皆凉，名曰厥逆头疼，须用大温之剂，即回阳益气汤加蔓荆子、细辛、荆芥，以引药上行也。治此巅疾也，原因下虚上实者多有之，乃因肾中正气虚，肺中受寒而邪气实也。盖肾气既虚，而不能摄膀胱之气，故邪气得以上逆，以致头疼如破也。此头疼症中之最重者，人多不知之。若用散风及寒凉之药，甚于饮人以鸩酒也，可不慎之！凡头疼者，有耳鸣及九窍不利，病在肠胃，皆同前治之，若疼甚日久或误治，手足寒凉一过膝肘者，即是地下人矣。

此症多有喜用热水荡洗者，虽一时见轻，转瞬又重，亦有喜用炭烤者，即此症也。景芬谨识。

经又云：头疼，风也，寒也，正气虚也。头以像天，至高其居，非清阳之气、精华之血不能到此，若受六淫之浊、五贼之害，侵占脉道，不得运行，壅遏而作疼也。如身热而疼者，实也，阳也，风也，散解即愈；若心烦恶热喜凉，用凉药清热可也，宜用散风汤加清解之药以治之。

头疼有虚实寒热风邪，其症不一，而其形状亦不一，治之更不一。此中须当留意察之也。景芬谨识。

夫头疼若受寒挟湿者，其疼必引小络，得温觉轻。因痰作疼者，时时欲吐；因风作疼者，时时恶风；气虚者恶动；血虚者心神不宁。按此分辨施治，稍加风药作引，自要胸中洞然，则手到病除矣。

又经云"头疼病目"者，何也？目乃肝之窍，又系风脏，若肝风一动，则必先入窍矣。《至要论》云：凡人壮盛，再不中风。此言信矣！方知贼风乘虚始能入也。

夫凡头疼，挟风挟湿挟热挟痰等症，皆宜太阳散风汤以主之，临时按症加减可也。此风热有余之症第一神效良方也。若虚寒等症，不可用此，切记之！附方于后：

太阳散风汤专治有余头疼，亦须临症加减

羌活　防风　荆芥　细辛　菊花　旋覆花　薄荷　独活　柴胡　升麻　甘草各用一钱

姜三片，水煎服。

若挟虚挟寒，此方必不愈，宜用温补。气虚者用回阳益气汤；血虚者必致眉尾上攻而疼，宜用四物汤加薄荷，重者用回阳逍遥散。若人虚者，足寒而身首不热；若人实者，上热足寒，宜用既济解毒汤去大黄而治之。凡实人头疼，上热者，上实也；足寒者，下虚也。虚人头疼而足亦寒，惟上不热，以此分别之。

又偏头疼，左为血，右为气，皆虚也，亦不可以为定拘，总按外献之状，以急者治之为妥。一切外献，前已备载矣。

又有头疼脑中雷鸣者，为雷头风，亦有鸣而不疼者，均以清震汤治之。

清震汤专治头中雷鸣

苍术炒，四钱　升麻四钱　半夏一钱　天麻一钱　黄芩一钱　薄荷一钱　甘草一钱　青荷叶一个

姜水煎服。

玉壶丸专治头疼挟痰者，此症必吐痰，心中痞闷兼疼

生半夏一两　生南星一两　麦面三两

共研为细末，以姜汁调合为丸，如桐子大，水煮以浮起为度，每服三钱，白水送下。

黑锡丸专治真头疼，此为脑疼，一疼即死者，服此者，可救一二

沉香　附子　破故纸　肉果　金铃子　肉桂　茴香　胡芦巴　木香　巴戟天　硫黄　铅

各等分炒成砂子，共合酒糊为丸，每服五钱。

余以桂附理中汤治斯症更捷，得此症者不能久延，恐合丸一时不得，煎汤药不及，为末灌①之，亦救急之一法也，可愈二三。

选奇汤专治眼眶眉棱骨疼，见光尤甚者

羌活三钱　防风三钱　黄芩一钱　甘草一钱

姜水煎服。

生熟二地汤专治人肝虚而目发暗，视物不真，并无他症者

生地用姜酒炒，一两　熟地用姜酒炒，一两　甘菊去蒂，一两　石斛六钱　枳壳六钱　防风六钱　牛膝六钱　羌活四钱　杏仁四钱

---

① 灌：原作"嚾"，据文义改。

共为细末，用黑豆半升炒炭，用干酒一斤浸黑豆炭，浸透，取前药末五钱，合酒煎服。

六经头疼分别辨

手太阳小肠　足太阳膀胱　脑后疼是也。

手阳明大肠　足阳明胃　头疼在额，连鼻齿皆疼是也。

手少阳三焦　足少阳胆　两角疼是也。

手厥阴包络　足厥阴肝　巅顶疼是也。

手少阴心　足少阴肾　必受大寒，额冷而疼是也。

手太阴肺　足太阴脾　上下内外皆疼是也。服寒所致，其疼尤甚，须别之。

夫学医者能治一病，而果胸中洞然，无病不宜乎？而世医多以头目内外小儿妇女各症为专门，诚谬矣。景芬谨识。

新定试验内外障虚实寒热法则症治诸论

余以后学不能辨别阴阳虚实气血寒热内外之别，故此按经分类症治法则。今特书写明白，令其易解，内外障或阴或阳之别辨，而入门之要道也。若外障者，自外而得，属阳为实，目中若有红翳，必是自外向内而侵乌睛，虽疼，开目能视，其色鲜润；若内障者，自内而起，属阴为虚，目中若有红翳，必是自乌睛向外而侵白睛，其色淡板，虽不疼，亦视物不明。此内外二障之别。其色须留心细辨，后学以此为则，治病有倚矣。若睛上有白点白陷者，乃虚而兼寒也，不拘左右，皆为气虚。若左目疼者，多血虚，其症晡热者多；若右目疼者，多气虚，其症厥逆者多。此二症皆寒也。又以晨昏分阴阳也，故晨重者阳中阴不足也，昏重者阴中阳不足也。目作痒者，风热也；胞肿者，湿也，疼者寒也，不疼不痒者，虚也，羞明者，阳虚也，作热者，阴虚晡热也；目睛光明而润者，肺经虚寒也；胞内起疙瘩子者，脾湿也；目纲紧急者，脾寒也，即拳毛倒睫之渐也；目纲缓者，脾肺不能行受水也，此睑皮宽解之渐也；泪多者，肝寒也；睛有坑陷者，气虚也，命门火衰也；血贯瞳人者，心火偏盛也，真水不足也；淤肉板睛者，心脾虚热，真水不能上行以制火也；目前见有黑花飞者，心肾不交也；睛起水泡者，苦寒药所致也。额冷者，真火不升也。凡冷汗厥逆，寒战而栗，喜热恶寒等症者，皆为真火不足也。虚症多端，难以尽述，当细心留意，临症莫忽可也。凡额冷者，当用热解热补，小温无效，此乃火星衰微之故也。若凡饮食之间，而额先出冷汗者，此为气虚，而身虽不冷，亦当温敛温补，断不可清解攻下也。如病者自觉热极，而他人以手探之并不大热，亦宜大用温补，敛阴回阳，即用温补亦须速治，迟则无济矣。凡病知味能食者，胃尚健也；知味而不能食者，急以补命门之火以健脾，此症切忌八味地黄丸，内中虽有桂附，最不宜用也。不特目疾，即杂症亦忌之，何也？凡气虚不能食者，最畏熟地，滑滞之故也。若误犯之，其人欲泄而不能泄，倘若一泄，则不可问矣。虽当时泄后自觉见轻，少迟一时即气绝矣。气虚之人而畏熟地者，何也？以其少则滞隔，多则滑肠也，须知之！若左目自内向外者，宜桂附逍遥散；若右目自内向外者，宜用补中汤加桂附丁萸之类，以疏肝降浊为要。凡脑疼者，名为寒结脑，宜用枳实理中汤加丁、萸、桂、附、香、砂、干姜等药治之，立可愈矣。此症皆因初受风寒，宜解之时而不解，以致久淤成热，误用苦寒攻下，反使寒结脑中，故名。凡此症日久之状，日则安静，夜则詀[1]语，如见鬼状，不宁不眠，此为寒结脑之甚者也。凡夜重者为阴分病，须用热以开之，斯疾愈而目自愈也。若痞闷，治亦同上，再加芎归可也；若恶寒，再加桂附。凡目疾呃逆者，乃寒入肾也，如声微用半夏竹茹汤，如声高用羌活附子汤加丁、桂、香、砂、姜立愈矣，此方胜丁香柿蒂汤远矣。如病人所见非常妄言妄见者，须用补中益气汤加附子、枣仁、远志、茯神等味，以安其神，必须日夜连服五六剂方妥，缓则多无救耳。如目睛时疼时止者，宜补，须分左右而治之。凡目淡红色者，必不疼痒，惟视物不明，亦有目中并无翳系而视物不真，以上皆气虚也，宜用温补。凡目前飞花者，或红或黑，病在心肾；目前如堆烟者，病在肾，多欲伤也，皆宜大补肾经。如不见效，须用补中汤加故纸、杜仲、熟地、附、萸等味降阴以回阳，目自愈也。此即血伤也，极[2]以补气为先是也。如瞳人色灰色白者，急宜补气；如目起旋螺，日食数次而仍饥者，此肝经风盛而脾经气虚，名为多食，治宜疏肝理脾。此即增气也，最难愈耳。若以能食为美，岂不知是贼火杀食也，必致瞳人变色，青盲则

---

① 詀（zhān 詹）：多言。

② 极：通"亟"，急。《荀子·赋篇》："出入甚极，莫知其门。"

无治矣。若内障二目全病，以十全大补汤加砂仁木香以治之，香砂能开导肝肾之路故也。此以上皆从治之法也，惟虚火当补是也。若一用苦寒，岂特坏目也哉？慎之！慎之！

从治之法，乃从权顺势，譬如天地之正气诸邪不能并立也，无拘何病，总以扶正祛邪为要。先天之火、后天之土，为人一身之根本，岂可轻去哉？凡气虚已极之人，不特畏熟地，即当归、苁蓉，凡滑肠之药，皆不宜用也，何则？恐肠一滑，而气随食而下，收摄不住，气尽不死何待！内障外障，最好分别，其形，其色，其状，其行动、饮食、声音，皆不一也，必须心中洞然，则一目了然矣。景芬谨识。

卷二　目科诸论、分症诸论

瞳人变色辨

凡瞳人变色者，皆两肾之病也。目中全无云翳，亦不红肿，惟瞳人不是正色，此两肾中之水火涸绝也。瞳人惟青是正色，凡他色皆是病也。有变为红、白、黄、紫、蓝、绿六色，皆废疾也。黄色者，脾土下陷于肾也，土克水也，水亏已极，故夺其位焉，此为鬼贼克，不可治之症也。色白者，肺陷于肾也，尚有黑边而未全白者，尚可治，此谓金寒水冷而不化也，得火则化，故当大温大补也；若全白，为母夺子位，则无治矣；其有黑边者，子尚未死，故云可治，此即生中伏杀机，杀中伏生意是也。蓝、绿二色是肝虚，全无生意，脾虚下陷肝肾而成其色也，此乃肝肾虚极，不能藏龙雷之火，即阴虚火动之谓也，此乃土、木、水三者相搏，互相胜负，故色变也。蓝是胜己之色，肝虚也；青是正色，绿是脾陷于肝，二色相合而成。绿色有深浅之别，皆不治之症也。凡受此症者，乃真火绝，贼火盛，虽能食，亦不过虚衍岁月而已矣，岂能久于人世哉？红、紫二色乃火降于肾，而肾水流涸也，治当大滋肾水，提火上升，不留于下，火升水降，其病自愈。若延迟日久，真水已绝，真火已息，则不能治矣。若饮食懒进者，忌用熟地，用益气汤倍归、芍、附子，使其左行引火归源，其目自愈也。煨肾丸亦可用，胜六味丸远矣，此即无形而生有形也。

故凡少食者，宜补气为先。气本无形，能生有形之血；血本有形，不能生无形之气，此即"无形而生有形也。"故经云"血虚者以补气为先"是也。此万古不易之言也。景芬谨识。

湿寒浸淫论

凡人身体、头面、手足起水泡，破而成疮者，此为湿寒侵淫之症也。有病及于目者，有病不及目者，此乃脾经宿湿，肝经伏风，二经相搏而成斯疾也。故水泡破而成小疮，其痂甚厚，何也？肝遇寒而气盛，胃受寒而不化，木克胃土，将胃中之湿触出也。湿外溢则成疮也，治当补火以生土，散风以去湿，故疮易愈，疮愈而目亦愈矣。若用苦寒，为内外克，不是治病，是速其死也，何则？脾喜干而怕湿，胃喜润而忌燥，肝喜热而恶寒，此本脾经宿湿，治宜补火除湿健脾为主，胃本湿土，若脾湿而胃尤湿，肝见寒而气盛，土见寒而不化，不死何待！故治此症者，除湿健脾为主，补火去寒而肝气自平矣，岂不立愈也欤？

此症有作痒者，有作疼者，有不痒不疼者。痒者，风也。疼者，阴虚血热也，非真热也。肝气盛而血必燥，燥则热，是以治宜散风以除湿，补火以平肝也。若以外科论之，用解毒之剂，非苦即凉，大非其宜矣。景芬谨识。

头顶发际生疮目起旋螺论

人有目疾而头面生小疮，不疼不痒，乌睛色白而起旋螺者，此皆湿寒所致，乃上焦表虚也，亦非火，亦非游风也，治当固表祛寒去湿以补气。古人用羌活附子汤加丁、桂、木香以治之，屡验。余用益气汤加附、萸、丁、桂、香、砂治之，亦屡验。此病总以去寒除湿益表为本，随病加减可也。

此症与上同而异，万不可以大散也，因表虚故也，上症尚可缓。此症一起旋螺，刻不容缓也。景芬谨识。

目腿上下互疼论

有小儿肾肝虚寒而目腿上下忽疼之症，忽尔腿疼则目不疼，忽尔目疼则腿不疼，忽上忽下，似乎邪祟，日夜不宁，医多不解。余以为肾肝受邪，何也？目乃肝之窍，腿足属肾经，此谓乙癸同源，故知是肾肝受寒而虚也，用枸菊巴容汤治之即愈。若寒重者，须加丁、桂、附、萸，虚极宜补。是症莫以小儿为纯阳之体，执固为拘也。

此症小儿最多，而二三十岁之男子亦有之。当时形状令人不恻，故世人多以邪祟目之也。凡受此症者，其人白晴多而乌晴少，乃天然也，故知夫肾肝不足而受寒也明矣。肾肝不足则乌晴少，疼乃寒也。景芬谨识。

目光外射不见瞳人

目中浮光罩住瞳人，不见形色，目睛全无他症，光芒外射，视物不明，在日光下惟见其光，不见瞳人，于无日光处，始可分辨。此乃肺受大寒故也，治当用补中汤加冬花以温肺，不过数剂即愈也。

此金寒而凝滞不化也，用款冬温肺汤亦效。景芬谨识。

目涩难睁

凡人目涩难睁者，约皆血虚也。目中全无他症，微有红线，不疼而胀，日夜不宁，亦有疼苦更甚者，亦有肠疼兼痢者。若左目重者，用四君子加归芍，再用逍遥散加桂、附以治之；若右目重者，用益气汤倍归、芍加桂、附，若痢者，加地榆、益智仁治之，即可愈也。切不可用消积药，恐伤生生之气，反不愈也。

目涩难睁，两胞①多发紫色，与弦②紧相似，总是血干故耳，失血之后多有此症。景芬谨识。

乌睛白睛之间起黑白泡

凡人乌睛白睛之间起黑泡白泡者，皆气血两虚故也，其泡或青或黑或白，大小不一，其疼无比，既已气血两亏，再服苦寒，必致如此。故受大寒者，必大疼大胀，其睛已破，则无治矣。虽起泡而未破者，急用益气汤加温补热药以治之，连服数剂，泡伏疼止安睡，五更时必然大泻，将所受苦寒之气触出方妥。仍以十全大补汤调理。若失禁忌，必有残患之虞。不拘左右，皆同治法，最忌针刺，一犯无治也。

此最险之症也，皆因内本两亏，再受风寒，或服凉药所致，急宜速用温补，大剂连服方可。其睛不破，其疼不止；其疼一止，则不可治矣。此与旋螺相似。景芬谨识。

---

① 胞：原作"泡"。据文义改。
② 弦：目弦，指睑缘。

瞳人色白

凡人瞳人本是青色为正。变为白色者，此肺气虚寒，下陷于肾也。尚有黑边者，必在上胞小眦之间，还可治，不疼不痒不胀，全无他症，急用益气汤加桂、附，不过数剂即可转黑能视矣。原方多服，永不再复。若全白即无治矣。

此症多有房劳过度，伤损太过及白浊滑精均可致之，是以最忌房劳及服苦寒之药也。景芬谨识。

目内周围红肉淤塞将乌睛遮覆不露

凡目内周围淤肉将乌睛塞满，全然不见，反将上下胞撑出，不疼而胀，若尚透明者，远近皆不能视，虽能视，亦不真，此乃脾胃湿淤，被寒药所伤也。又有日夜作疼者，有不疼而极闷胀者，俱照益气汤、六君子汤、渗湿汤择而用之，可以渐愈，而不能欲速也。此因脾胃虚湿，下火上炎而侵肺，故用益气补脾、保肺、平肝、去湿等药，再加桂、附以引火归源，加枣仁、茯神、远志以养心，加麦冬以清火，而疾自平矣。

此症目内红肉长满，有将上下胞粘住者，而眼睛不能动转，其胀不已，而疼者多，不疼者少，又兼有口中气臭者，治宜加顺气消食清肝等药亦妥，用归脾汤加麦冬、陈皮、葛根、知母者亦可，余曾以此治之。景芬谨识。

乌睛星翳

乌睛之上起白点或浮白，名曰"星翳"，不疼不痒，视物不明，此乃脾肺虚寒也，治用益气汤以主之。白点浮白者，皆系寒凝于肺也。肺主表，故白献于浮也，乃脾虚不能生肺故也。脾经气虚，火微不能上升于肺，肺寒肾冷而肝则凉，故白点献于乌睛之上也。若虚甚亦有白睛红者，虽红必淡而板，不似阳症红而鲜润也。内障虚者极多，不能备述，临症留意可耳。

此症皆系病后而落此者多，或得热症，或出痘疹，彼时服用寒凉太多以伤脾，脾伤日久则虚而不能升肺，以致肺经受寒，肺金遇寒而凝，脾因肺，肺因肾，肝相继也，故白点献于乌睛也，只内服尚不可去其白点，必须点药，加干姜、人乳以温之，俗云萝卜花，即此也。景芬谨识。若年久或年老之人，皆不好治，多有不效者。

十字锁睛不治之症

锁睛症，其形状目睛之上有十字红丝，上下通入两胞之内，而横通两眦之间，如十字红丝一般，将白睛、乌睛、瞳人十字陷下，名曰"锁睛"。此五内之大疾也。目以肝、肾为主，经脉不调，诸窍皆缩，疼苦切心，亦有不疼者，皆不治之症也，远则一年，近则半年，其人必死矣。

此症最少，妇女或有之。余未见也。先祖尝治斯疾，约以将一献形而未及陷下，正在大疼之时，尚可挽回百中二三耳。景芬谨识。

目起旋螺突睛白泡红泡等症

乌睛突出者，肝、肾二经受大寒所致也，或凉药所致也。此本下元虚极，故寒易入也，故不治者多。如乌睛有白点、白泡，而胀疼未已，瞳人未坏，尚可治，急用益气汤加附、萸、丁、桂以速治之。此突睛症与起旋螺稍轻而稍缓，乌睛上起泡较起旋螺尤轻，治以抑阴回阳为主，则胀痛自已而泡可消，虽愈亦不能如故也。若乌睛起泡，胀疼已极者，急宜速治，迟则无效矣。若乌睛突出，胀破目睛，则无治矣。若未破者，急用回阳益气大温大补之剂，服药后眼根露白，乃是阳回而有生机矣。若手足凉过肘膝者，必死之症也。

此症最险且急，若疼一止则不可治也。若误治，不但坏目，而性命亦不能久于人世也。景芬谨识。

白睛上如煤灰

白睛之间如煤灰一块，此风痰上注于肺而色故献于白睛也。亦有寒痰者。风痰属肝，寒痰属肾，此乙癸同源之义也。治风痰宜用六君子加南星、前胡；如寒痰，宜用肾着汤、渗湿汤兼用，或附子麻黄细辛汤加南星、半夏、肉桂等味，亦可外点追风散加熊胆、牛胆黄。倘如已凸出者，则无治矣。

此症用六君子最妙，如湿痰加风湿药可也。其形多在上胞所覆处，治者多有认为云翳者，亦有白睛乌睛之间者，白睛色灰、乌睛色暗者，总以去痰为主。景芬谨识。

胞肿如杯如球

两胞水肿，如杯如球，疼痛莫禁，不能睁视，此胃中湿淫所致也，宜用羌活胜湿汤，外点除湿散。此症多因内受湿淫，外因风寒所束，以致肺不能行水，脾不能受水，胃中湿淫太过，浊阴不能下降而反上逆，故水聚于两胞而成斯疾也。故宜大加散风除湿以治之，无不愈也。若服寒凉太过而水凝不化，必然大疼而坏目矣。

此症秋夏最多，而春日未有此症，故知是一味淫湿所致也，明矣。景芬谨识。

血贯瞳人

此症形状，自内眦一道血脉通于外眦，则失明矣。初起时红脉宽如韭叶，色红无荫，自内眦直冲瞳人，过了瞳人则失明矣。此症之得，多因劳心太多，夜间不眠，以致心血耗损，躁暴已极，故来之速也。治宜凉膈散除躁清心经之热，数剂可愈也。若迟日久，血脉已定，点药无效，服药无功，则目盲矣，治当用辛凉之剂，不宜苦寒，或竹叶石膏汤、导赤散均可择而用之。

目疾总以虚寒者多而实热者少，何也？凡实热之症，虽不治，久而火退自愈。虚寒非治不可，故成重疾者，皆虚寒症也。惟以血贯瞳人为热症，其实亦是虚症，何也？劳心过度，夜不得眠，始得斯疾，虽云心血热，然血非虚不热。故用药宜辛凉，不宜苦寒也。好赌博者，此疾多也，皆因劳心之故耳。景芬谨识。

羞明伏地

忽尔两目羞明伏地，最怕光亮，虽在暗室之中，亦不敢抬头，此即九窍不利，气虚已极，故为真阳虚微，不敌日光也。治宜急用回阳抑阴之剂。左目重，用逍遥散；右目重，用益气汤；二目同病，用十全大补以主之。俱加桂、附等药为佐可也。凡大虚之症，多有不疼不痒，亦无他症，惟视物不明，亦有忽尔大疼，比他症疼尤甚者，非大温大补不能愈也。

人有自幼不敢仰视者，乃真阳秉受不足也。此症不拘壮弱炎热之时，非附子、肉桂不能见功效也。景芬谨识。

目中结骨症

在上胞内有一块如杏核窍形，扣在胞内，翻转则露出似骨，此为结骨症，皆因脾虚受湿所化而成，宜服益气汤加除湿行血等药，外点六龙散加化腐之药，其骨自化而愈矣。

点药中须加朴硝、青盐，用硇砂尤妙。景芬谨识。

腐皮遮睛

目睛之上覆盖一层如豆腐皮然，不疼不痒，其皮干硬无津，极厚，此皆因原有湿热在内，而大受风寒，将湿火闭于内，再服寒凉，以致血凝于内，寒束于外，久而结成斯疾也。点药不化，服药无功，须用利刀剪割之法，将腐皮割破，露出目睛，再行内服散风除湿、清热活血、养心平肝等剂，外点六龙散加化腐去肌活血等药可也。

割时先点巴霜以止疼止泪，再用小勾将腐皮勾出，再轻轻以利刀割之。割后先点止血定疼散以止疼。切勿勾住目睛，又不可割去两眦之肉，总以细心看清，不可忽也。景芬谨识。

瞳人散大

夫人之瞳人散大之症，有失血伤者，有血本不足者，有房劳过度者，以此可致瞳人散大，皆因血不附气故也。宜用益气养荣汤加枣仁、白芍、金樱、五味以敛之，外点珍珠敛光散。如瞳人已敛如故，仍不视者，不可治也。

人之瞳人本如绿豆大，若小亦为病，若大即此病也，须用酸味之药加于补剂内治之。如敛小而不透明者，仍是气血未复也，须以大补之剂，静心养久而自明也。若年老者难治。景芬谨识。

目侧斜视

有侧视者，有斜视者，又有上下视者，皆由气血有伤，五行偏盛所致也。有贼翳者，有跌打损伤者，有误用药伤者，所伤虽不同，而治法则一。大凡诸窍不通者，皆属气虚，故用益气汤加附子以助参、芪之力，补中即是正瞳也，外点追风散加朱砂、铜绿以正瞳人，气血一盛则瞳人自正也。或服养正丸，再以正瞳膏贴之亦可。

若目睛斜而非瞳人斜者，以正瞳膏贴之，左斜贴右，右斜贴左，服养正丸即可正也。若瞳人斜则非大养气血不能如故也。景芬谨识。

目前飞花

凡目前见有花飞者，有红、黄、黑、白、蓝五色之别，皆自右向左飞，均属气虚也。五色者，分五行也，黑肾，白肺，黄脾，红心，蓝肝也。黑花者，宜用金匮肾气丸、八味丸治之；白花者，宜用益气汤加附、芪治之；

红、黄二色花者，宜用养心归脾汤治之；惟蓝花用泄肝汤治之，何也？肝经以泄为补是也。

凡飞花必头旋，皆主气虚者多，总是虚弱人有此，而少壮之人并无此也，虽初不碍于目视，日久亦成大疾也。景芬谨识。

目弦湿烂

凡目弦湿烂者，内外湿淤所致也。内因脾湿而外受雨露，或洗浴受风而湿不散，故聚于胞弦也，宜服燥湿汤，外点追风散加除湿散以治之。风湿除而目自愈，若年久亦成虚疾也。

此症初得数日可愈，至重不过一月。若年久则属虚，颇不易治，须用六君子汤加减治之。景芬谨识。

瞳人缩小

瞳人缩小者，全无他症，惟瞳人缩如米粟者，初则尚可微见，少迟则不能视矣。如其色仍黑而不变他色者，尚可治，急用大温大补之剂，加以养心和血平肝之味方可渐愈。凡得此症者，其人腹脐、心窝、肛门、外肾，妇人及乳头、阴户，均觉搐缩，有疼、有不疼者，不能尽述，乃肝经阴中之阳气亏极，方有斯疾。此乃肝中最恶之疾也，故多不治。不拘男女，左右皆因不如意而日夜忧闷哭泣所得也，故宜温补。若一用克消寒凉，目坏事小，而误人性命事大矣。

凡瞳人暴怒则突出，纵欲则散大，色过则色白，愁闷忧思则缩小，皆恶疾也，不可疏忽，临症细玩可也。景芬谨识。

斑后目久不睁眵泪如脓等症

五脏惟脾经统领一身之气血而和阴阳者也。此症皆因斑后气血亏极，不能以致阴阳，则清阳之气不升而浊阴之气不降。此际阳虚下陷，阴盛侵阳，故生白翳，羞明难睁，眵泪如胶，遂即坏目。治当升阳降阴、补气和血，尤须温药以平肝，方可愈也。若见其目红，认为热症，用解毒寒凉之剂，十死其九，不特坏目也已。若用逍遥散以养肝血、平肝气，最妙之方也。若太重者，须先用益气汤以回阳为妥，万不可以用清凉也。

此乃皆因出斑时用过凉药太多，苦寒以伤脾胃所致也。此谓脾虚已极，非大温大补不可，不但用苦寒，即稍用清凉之剂，其目必坏。此最难治者，何也？小儿为纯阳，气血未就，精力不成，一脉弱阳而无扶助，是以一损而极，气力甚微，调治亦难充满之故也。景芬谨识。切莫以为斑毒未尽除而再用清解也。

雀 目

盖雀目者，日出能视，日殁①则不能视，此阳虚阴盛也。盖阳生于子而旺于寅，至午阴生，阴盛于酉，阴盛阳衰，阴气闭住阳气，则不能视矣。治当补阳抑阴，兼除湿而升阳，其目自愈。内服升阳除湿汤而外点六龙散可也，或服雄黄鸡肝丸，亦可立愈也。

将黄色雄鸡肝一具煮熟，将雄黄研为细末，以鸡肝切片蘸雄黄末

① 殁：通"没"，隐没。唐李白《安州应城玉女汤作》："神女殁幽境，汤池流大川。"

食之，以煮鸡肝之汤送下，轻者一付，重者不过三付即愈也。鸡肝能升肝中之阳，雄黄能降肝中之阴，此本肝经水盛火微之故，焉有不愈哉？凡阴盛之疾，未有不水旺者，皆以外受湿而成阴盛，故兼除湿也。景芬谨识。

阴虚火盛

凡阴虚火盛者，是龙雷之火盛也，又名"壮火"，又名"邪火"，又名"阴火"也，惟此邪火最能食气伤血。食气者，即是耗气；伤血者，即耗血也。此火遇寒则增，须用从治法以治之。如日轻夜重者，是阳中阴盛，治当补气；日重夜轻者，是阴中阳衰，遇寒必盛，此乃龙雷火盛，真火将熄也。灶底无火，不能熟腐五谷之类也，须用正治治法。此二症总以理脾为正，以补中汤主之，再加桂、附以引火归源，其症自平也。

脾胃乃后天之本，故先理脾也。大凡火盛作疼者，皆是龙雷之火也，所以服凉药、食凉物皆为大忌也。景芬谨识。

淤肉扳睛

胞内淤肉自内眦长出一缕，直冲瞳人，此症缕肉一上白睛则目花，至乌睛则视物不明，若一至瞳人则不见物矣。如其色鲜红，乃有余也，与此不同。凡此色淡红，不疼不痒，此乃脾虚兼湿而成斯疾也。上胞主动，属阳，为胃；下胞主静，属阴，为脾。上纲紧急者，乃胃寒脾虚，拳毛倒睫之渐也，治当十全大补；下纲宽缓者，而上亦必缓，乃脾胃虚湿，睑皮宽解之渐也，治当苍白二陈汤倍茯苓，或六君子加苍术，不用地黄者，恐滋水太过，其火益衰也，火益衰而肝愈强。故先病左目者，左脉必紧，右脉必缓。紧为虚寒，缓为虚湿。脉急则筋亦急，脉缓则筋亦缓，此确论也。

淤肉扳睛之症，其形不一，有胞内淤塞全满者，有自内眦一缕而直上瞳人者，皆因虚湿所致，亦有因赌博饮酒夜不眠者，以致心火发动，故起自内眦也。若此者，治宜清肝去热，六君子加葛根、知母、麦冬等味。虽然其肉最硬，剥之有声，服、点多不见效，须用刀以割之，将缕肉割断，则点药有功矣。割时须清明天气，先饱食而后割，立点止疼散，次日再点消肉化腐之药，最忌饮酒熬夜。景芬谨识。

目疾小便后白浊滑精

白浊日久，二目失明，其弦紧急，其色淡白，不疼不痒，此由思虑过度，伤损心脾也。肾藏精，全凭脾以统气于心而生神，神既伤，不能以化精而归肾矣。治须清心补脾，可以化旧生新，而浊自已，宜服清心莲子饮，或萆薢分清饮，加以健脾之剂，方可见效。然亦须静养，而求速不能也。

精足而生气，气足而生神，神足而生精，川流不息。若神一伤，则精败矣。肾乃藏精之所，其气已伤，则不能提摄，故自泄也。或有便血水者，乃是神伤太过，其精尚未化成，正在半水半血之时，而不能收藏，即泄出耳。景芬谨识。

练 睛

练睛者，眼皮粘练一处，以致目睛不能转动，此乃阴挺所致。二目红肿赤烂，或疼或痒之际，不知正治，听令巫婆针刺血出，此乃好肉出血，乘其血热之时，将上下弦或二眦粘练长住，故成斯疾。惟此服药无效，点药无功，必须先用利刀割开，再点化腐之药，自然仍归如故。临割时，须先服益气汤数贴，尤须饱食，不然心慌额汗而致气绝矣，须知之。

如被木竹刺伤，以致粘练，若无他症，只可目能开视，转动则已。若是妇人被阴挺火病上攻于目者，割开之后，仍照治挺翻之方以治阴挺，阴挺消而目自愈。若不消阴挺，其目终久不好，虽愈亦必再犯也。景芬谨识。

飞丝入目

若遇飞丝入目，极难出之，久而长住，可以塞满，多有忽之而致目坏也。治用饴糖蘸追风散以点之，取其黏糊之意，丝出即无恙矣。

每至秋天，遍地飞丝，惟此最毒。其性有活意，见血肉则生长成肉，每不经意，遇之入目，用手揉擦，得其生动之意，则贴于眼珠之上，其疼最甚，久而坏目。景芬谨识。

眼皮生虫

眼弦久烂、生虫作痒者，乃因湿热生虫也。此为有余症，宜服清热去湿之剂以清阳明胃热，白虎汤是也，再加苍术、白术、猪苓、泽泻利湿等味。若久则加参、芪，以补中养胃，永不再复。外点除湿散，再用猪肚内刮下黏涎，搽在绢上，贴在患处，其虫即出也。

俗云红眼者是此也，虽不甚重，亦能视，日久最不易愈。乡间多有此症，非三五剂药可愈者也。景芬谨识。

眼丹眼漏

上胞生疮为眼丹，属阳明胃也，风也，热也，湿也，遇寒则凝，以致上胞红肿高大，内服除湿羌活汤，外敷千锤麝香膏即愈。下胞生疮在内眦之间，属心脾，为阴，不甚红肿，亦不变皮色，久而不愈，时眵脓泪多，致成漏有管，故名眼漏，最难愈，内服胜湿散或败毒散，总以养心补脾为主，须先用药线将管起出，外敷千锤麝香膏，则可渐愈也。以秋日花班①虫窍内黄油，沾在棉纸线上，阴干备用。此虫气最臭，非至中秋后始有黄也，俗云臭大姐是也。

眼丹虽属阳，久而成漏，亦有管，即属阴，不可概一阳治，须看人之虚实、日期、浅深而治之。景芬谨识。

乌睛肉溢

乌睛之上忽起肉溢如扣，不数日大如丸，跟脚不深，不疼不痒，别无他症，此因肝虚胃强，外献肝部，名曰肉溢，久而益大，亦可坏目。宜用托②里回脓汤服之，外点乌梅汁，此一收一触，故可愈也。

肝为乌睛，胃为肉，此乃土强而反制木也。有起大小数枚者。景芬谨识。

目睛下垂

人有忽尔目睛下垂，突出眶外，有至鼻者，状如黑

---

① 班：通"斑"。杂色，亦指杂色斑点或斑纹。《晏子春秋·外篇》："有妇人出于室者，发班白，衣缁布之衣。"下同。

② 托：原作"脱"。据文义改。

角，塞疼难忍，大便下血，此名肝胀，亦最恶最险之疾也。急用羌活一味浓煎，数盏连服，自上而目亦愈也。

如见此症，虽其形可怕，不可惊慌，恐病人着急而肝气尤盛。目珠体圆，而根仅有一线提系焉。设使手脚无措，此线一断，而目即坏①矣。必须静心耐之，急服前方，不宜风吹火炙，不时以麻油润其珠线，不使之干，令病人仰卧，不可动转，勿使惊惧，要紧要紧！景芬谨识。余曾治过目垂至口角间者。如目上不能视者，神不全也，少待神足自能视也。

卧湿失明

人若久卧潮湿之地，可致失明之症，忽尔视物不见，目胞高浮而缓，如此以除湿为本，宜用苍白二陈汤，佐以炙芪，以附子为使，不过数剂，即可愈也。

此疾秋日始发，乃夏天炎日相蒸，而湿气蒸入，至秋凉则气收涩，真火被潮气闭住，故失明也。景芬谨识。

妇女阴挺目疾

夫阴挺病目者，其目之形也，与他症形色不同也。烂弦者，此脾胃淫湿所致也。有咽喉疼闷不舒，其睛暗而不明，翳色红白交杂者，其睛乌而不润，轻者尚可透明，重者即不能视矣。此症初得之由，原因情窦未开之时，欲心始萌阴火，正虚而邪火偏盛，又兼贫家妇女爱坐凉湿之地，冰住其火，不能发泄故也。阴户乃肾之窍，火凝滞无路可走，寻窍而出，是以下攻而成阴挺也。其形如笋，如

① 坏：原作"怀"，据文义改。

茄，如鸡冠、蛇头、手指者，其状不一，胀闷不宁，欲泄不得，而反上攻头目咽喉等处，惟目病者何则？目乃肝之窍，此乙癸同源之义也，治宜消淤清热以发下部之汗，故用蟾蜍雄黄丸以消淤发汗，内服益气汤加青皮、茯苓、炒山栀以消胀提气，上窍开而下窍自通，再用猪脂油蘸藜芦末搽之以消挺，目点追风散加丁香、磁霜以消翳。如此施治，方可挺消而目自愈也。凡有斯疾者，自会阴以下，虽三伏至热之时，以至足底，总不出汗，故知阳之不能到也。世医专以祛火清热，大失经旨矣。所遗之书，治此之方，多用苦寒，未见愈者。世传诸般治法，不可妄从也。按治病症，总以不离经旨为的当也。

经云"阳加于阴则汗出"，不出汗，阳之不降也。凡下部有汗者，必无此症。惟北方贫家妇女，此症最多，皆坐湿寒地之故也。搽阴挺，藜芦中加朴硝①尤妙。景芬谨识。

妊妇饮冷水目疾

凡妊妇素本阴虚，阴虚则必然火盛，或热或烧不免，贫家爱饮冷水，饮冷水太过，久而致成目疾，名曰"阴毒症"，不敢见光，喜伏怕仰。若速治可愈，稍迟三五日即坏目矣，以致小儿落草②即死。如产后，急用回阳理中汤治之，可活其母，此最恶之疾；若产前，宜用滋水地黄汤加桂附以治之。此皂底增薪之谓也，如皂底有火，釜中之

---

① 朴硝：原作"朴砂"，据卷三消挺散改。
② 落草：指婴儿出生。古人有炕上铺垫谷草，将孩子生在草上的习俗，故称。

气上升，而浊阴自降，则渴止矣。此谓燥火致渴，肾水不足故也。

此症若用凉药，是速致其死也，譬如蒸笼一般，皂底有薪，则火旺气上而笼头有水也。如有小儿吃接乳者，不数日亦可致瞎，稍迟亦死。凡得此症，万不可令小儿食其乳也。景芬谨识。

额冷额汗虚寒辨

如目病额冷额汗者，乃心火不足也。如手足发凉者，脾寒也。睛有白点浮白及指甲发青，皆属于寒。如气短似喘，行动无力，四肢懈惰，喜静恶动，皆脾经气虚也。若目远近皆不能视，是气血两虚也。咽喉作疼色白，舌根生疮者，脾经虚寒也，治宜外吹稀涎散，内服益气汤。以上诸症，皆属脾经虚寒所致，故宜温补。以上所载之病，故①不能尽献，有一如此，即当温补，虽有热，亦是假热，亦当从治法治之。若误用寒凉，是引邪入里，非大温补不能返本而愈也。若非其治，未有不毙者。不但目疾，即杂症亦然。

总然目疾正气虚而邪气乘。不惟目疾，诸病皆然，世事皆然，岂特一身一事哉！若壮实之人，虽遇大风大寒以及六淫邪气，不过入表而已，一解即愈，再不能深入重地。治病与治世治事，皆一致也，须当素有其具，然后能临大事、决大议，而不动声色。若不辨虚实阴阳寒热表里，混行滥治，未有不颠覆也，岂特治目也哉！可不慎欤？景芬谨识。

---

① 故：同"固"。本来。《聊斋志异·促织》："此物故非西产。"

嗜饮论

凡嗜饮者必少食，则爱饮冷，冷多则伤脾胃。盖脾胃乃后天之本，真阴真阳之会也。若嗜饮则真阴消耗，少食则真阳空虚。若再适遇天气炎寒，时气不调，灾疫流行，故致忽尔神昏，半日方醒，遂口不能言，目不能见。而世人惟以疏表泄实而已，治之全然不效，反致惊厥益甚。凡此病者，六脉洪大无伦①，身热如烙，将脱之状。余以真阴亏极，不能敛阳故也，再加疏泄，致神无倚耳。此乃心不为用则不言，血不附气则无见，元气外泄则身如烙，似此反欲望其肌窍滑润而流通者，则难矣。夫人假气以成形，血以附气而华其色。今则气血伤极而欲言欲视，岂可得乎？故疏泄一次，则病重一分，身虽未死，而神欲绝也。须得滋本求源，以为不治之治，方可有生矣。当用生、熟二地为君，麦冬为佐，桂附为使，回阳扶气，连服数剂，元阳归，真阴复，阴翳消，神目清，口能言而目能视，其病为愈也。

过暑严寒之天而人饮凉伤脾，懒进饮食，多致此症也。临时多有手足失措而不知其所以然者。余从军豫皖，见推小车担挑贸易之人，多有以生姜一大块佩于腰间，余问之作何？佥②曰："恐中时疫耳。每以饮食懒进之时，则以生姜大口嚼之，可除此病。"噫！车夫，粗人耳，尚知此症之宜辛热也，何世医不知此也！姜为辛散之剂，暖胃而散邪，何症之有？景芬谨识。

---

① 伦：条理。

② 佥（qiān 千）：皆，都。

气血凝滞论

凡人目中生翳，皆气血凝滞而成也。盖气血为人身之总宰，乃生死之关也。若气旺血周流而行顺，则无病；若不周而行逆，则诸疾作矣。若男子，宜养其气以全其神；若女子，宜平其气以调其经。内伤者，七情也，喜、怒、忧、思、悲、惊、恐是也。过喜则气散，过怒则气逆，过忧则气下陷，过思①则气结，过悲则气消，过恐则气怯，过惊则气乱。若外感者，风、寒、暑、湿、燥、火六淫是也，风伤气则病疼痛，寒伤气则病战栗，暑伤气则病闷热，湿伤气则病肿胀，燥伤气则病闭结，火伤气则病瞀瘛。若目受六淫之过者，结成外障。凡外障者，皆从外得，有火者也。翳膜者，由寒滞气血而成，非若冰翳、陷翳之起于内。若赤脉从上而下者，属太阳膀胱；从下而上者，属阳明胃；从外而内者，属少阳胆。此三阳症也，皆属于表，故身热头疼。若太阳，疼在后脑连项②，宜用羌活、独活、麻黄、桂枝之属；若阳明，头疼在额连目、齿、鼻及颊，宜用升麻、葛根、白芷、石膏之属；若少阳，疼在两太阳穴及耳，此为暴疾，宜用柴胡、黄芩之属；若厥阴，疼在巅顶及额而身凉，宜用细辛、吴萸之属；太、少阴二经，头疼夜重，连头、目及鱼尾，有身热而不头疼之别，有因血虚者，故夜重，宜用当归、川芎之

---

① 思：原作"湿"，据文义改。
② 项：原作"颈"，据文义改。

属，若中风头疼而额必有汗，以此为别，宜用太阳散风汤；如太、少二阴受大寒，其疼尤甚，以补气为先，加附子、干姜。若偏头疼，左为血虚，右为气虚；左属风火，宜加薄荷、荆芥、川芎、当归之属；右属痰火，宜加苍术、半夏、黄芩，挟湿者，宜苍白二陈加南星。此不过言其大概，临时随症加减可也，亦不可太胶柱也。

凡治外障者，总以散寒去滞为主。夫病之属，皆气血凝滞之故而作也，亦有用木香、砂仁以顺气为使者，亦有加香附、川芎以通血为佐者，不可执一而言也。景芬谨识。

贫富不同治

夫贫家之人，生来健壮，七情难伤，常以奔波劳碌所伤者，六欲也。虽六欲易犯，总以内实而邪不得深入，故诸症皆易愈也。富贵之家，六欲难侵，七情所伤者多，须先辨明所伤之经，然后用药。如人虚弱者必寒，先用温补，继用热补，方可见功；如不甚虚者，须先用清补，再加温补。又有寒而不虚者，总未有虚而不寒者。如额上有黑衣，系肾经虚又兼寒也，故献于额者，额为火星而见水色也。若咳而无痰，又不能卧，脉大无伦而有力，此阴极逼阳外露也，似乎有余，莫认为实，凡此一清即死，可不慎欤？宜用八味地黄汤煎服而愈。若失血者，须分别呕、吐、咯、嗽、唾五等之症，再无错谬之弊。五脏之壮弱不同，故失血亦不同也，须先分清脏腑，然后定方，或先以清补、清温，不可遽①用大温大辛之剂，稍有差错，杀人胜于利刃矣。总而言之，若清阳上升，浊阴下降，则气血循经而行，再无吐衄之疾。若厥阴上逆，则血从口出，须审辨是何经之浊阴上逆；若伤清阳之气，血从鼻出，亦须辨明是何经之清阳不升，按经施治，自无差谬。此条要极，熟读细玩可得病情矣。

　　贫富得病之不同，即东、西、南、北亦不同也。若一律治之，必致害人。凡西人，其地高阜而亢，心经最足，且人喜酸而性敛，故人肝气最平而能忍，尚利而节俭，促暴之疾甚少，凡病则劳症，多痰喘咳嗽，乃火克金也，久病而肾虚者多也。若东方之人，其土厚重，生来质体朴实而健壮，喜辛味，故命门最旺，先天后天皆旺，可以相配，惟居东方肝木过盛，是以人好胜而不能忍辱，性情刚直而豪②爽，得症促急者多；极东近海之人，水性过咸，多食海味，故身体高大而声音细，且多淫，乃水之过也，肾经有余，其肝亦平，得症阳虚者多。南人极暖之地，阴从阳生，故人最弱，其质极细，多山水，被秀气所染之故，又喜甜味，甜则和，过和则无节，阳主表，故人外强而内亏，先天秉受已不足，而后天过和失中，其性阴柔，最为懦弱，故喜厚味、烹炸者，乃脾胃太和，薄味不觉也，是以凡病者小疾而状若大疾，不耐病也，且多虚弱之疾，而又不受辛补，皆气血本虚之故也。北人近狄，山风刚硬，而且严寒，其表最固，风邪最不易入，故其人好务虚名，而其实胸中粗率已极，是以性悍而多疑，得病热者多，熊胆、牛黄最宜。寒热交际之人多生疮，故痘疹出于此也，而目疾亦多有之。极寒极暖之地，不但不生痘疹，而目病亦颇少也。此不过听之师友而言之，谨述于此，以质高明。景芬谨识。

---

① 遽（jù据）：急速。
② 豪：原作"毫"，据文义改。

饮食虚实分别论

凡弱人精神短少，自利，不思饮食，性情懒惰，虚也，宜补；如身热，中满不思食，恶食者，实也，宜下；若误受生冷而伤，二便清利，腹胀腹鸣，寒也，宜温；如烦躁思凉而不思饮食者，热也，宜清；若大便酸臭，见食欲吐者，宿食也，宜消；如倍食而仍饥者，此邪火杀食也，宜疏理；如腹疼有块者，积也，宜攻。

人忽尔坐于荫凉之地，或趁凉、或小睡、或冷屋中坐久、或卧眠片刻之时，偶然恶逆吐水，懒动，饮食不入者，此乃受阴凉也，急以生姜汤或干烧酒连饮数杯，自愈。如重，少许汗出即愈也。余曾屡受之。景芬谨识。

烦躁分表里虚实辨

烦，乃阳也；躁，乃阴也。烦热，其病轻；躁热者，其病重。何也？火入肺则烦，肾水涸则躁。烦为真热，宜正治；躁为假热，宜从治。若肺热，坐卧不宁，即烦也；若肾热，必自利，自觉热甚，即躁也。如手扬足掷，挠动衣被，其热在表；如神识昏迷，言语颠倒，其热在里；如吐利烦躁，不食不眠者，正气虚也；如口干唇焦，津液涸短，不卧，色赤者，肾气不足也；如六七日不大便而烦者，内有燥粪也；如昼烦夜静，为阳盛；如昼轻夜躁，为阳陷于阴。如阳盛，宜用气分中药加山栀以主之；如阴盛，宜于血分中药加山栀以主之；如大便色黑，狂妄乱语，漱水不欲咽，或疼者，乃有瘀血也，宜于破血药中加桃仁或承气汤以主之；如吐利，厥逆，气短，神昏不识人事，谵语狂扰者，宜以附子理中汤主之，或好一二，此为如狂，非真狂也；如身热大汗，为热汗，当以白虎汤清之；如身凉畏寒，出冷汗者，为虚汗，阳欲脱也，宜用归脾汤加附子以主之，再加丁、桂、参、芪以调气，加麻黄根、枣仁、龙眼肉以敛肝方妥，不然阳一脱则气绝矣。

此条治感冒、瘟疫、伤寒、瘖①痢等症，均在其内，学者宜细心审夺，自有把握矣。景芬谨识。然承气汤与理中汤大有干系，认症要紧，一毫错忽，则杀人胜于利刃，可不慎哉！

耳目不聪明论附方

耳目不聪明者，皆因气血不周，凝滞道路，即玄府不通也。耳目居于至高，此为上焦玄府不通，宜用通心肺上焦之药以治之。上焦通而下焦亦通，肾气即可上达于耳目，则耳目自然能视听而聪明矣。附方于后：

何首乌制，五钱　菟丝子蒸，四钱　石菖蒲三钱　远志肉二钱　五味子蜜炙，一钱　枸杞子三钱　白豆蔻二钱

姜水煎服。

此方常服，大益精神。北瓜子以盐水炒焦，日食三五钱，至老齿固而有力，再加土鳖虫同食，可以齿落重生。景芬谨识。

病求本源论

凡人之病，不特目疾，皆由内起，内里无病，再不能

---

① 瘖：疑为"泻"。

致于外也。如人受七情六欲之伤，则气血结聚不行，即成病矣。若结在五脏之阴，遂成干劳鼓噎等症；若结在五脏之阳，即成疥癞痔瘤等症。内结至阴则死，外结至阴则废。若结在六腑之阴，即成五淋遗精吐衄等疾；结在六腑之阳，即成感冒头疼脑风等疾。学者须明七情六欲之别、五脏六腑之分，以此施治，未有不随手而愈者也。

夫病若治之妥者，手到病除；治之不妥，小疾而反增成大疾，以致绵延而死者，医家杀之也。岂可轻视哉？此皆不求本源之误耳。凡事皆搜本求源，知其本，不致颠倒是非；明其源，得来历，情实不致旁行斜上，纵使绩弗用成，而于一身泰然无愧。本源之论，可不知之也夫？景芬谨识。

辨疾之要

凡人有疾，勿拘男妇小儿，疮疡痘疹，疳痨鼓噎，痿痹积聚一切等症，皆由气血虚损而得也。中于气者必身凉，中于血者必身热，何也？气虚作寒，血虚作热，非虚而邪不能侵入也。邪者，即七情六欲之邪气而中人之气血也。故知夫无不由于气血虚也。须辨所中何地，阴阳脏腑，分析明白，可得病情矣。

夫治病者，必须入手分别得病之由，或在脏、或在腑、或属阴、或属阳，一切虚实寒热表里而治之，自不致错谬。若不辨此，八极以何为则耳？景芬谨识。

虚人淋沥致目不明

妇人有气血虚弱不能收摄，以致经水不断，时作淋沥，以致两目不明，视物不真；亦有不及于目者。此本气血两虚也，宜用升阳举经汤治之，经水照常，其目自明矣。方附后：

党参三钱　黄芪炙，三钱　甘草炙，钱半　防风钱半　柴胡一钱　升麻一钱

姜水煎服。

卷三　点药诸方、服药诸方、炮制点药诸法、目科应用点服药本草

新定试验内外诸方

加味回阳补中益气汤专治偏正头风，目胀大疼，服消散药不愈者，一切气虚寒症均宜服此

党参三钱　白术土炒，二钱　黄芪炙，二钱　甘草炙，一钱　当归二钱　橘红钱半　升麻一钱　柴胡一钱　附子钱半　吴萸炒炭，钱半　荆子一钱　细辛五分

姜三片为引，水煎服。

作引有用煨姜者，有加枣者。附子能回阴中之阳，阳回而羞明自愈；吴萸疏肝而降浊以敛阴，浊降则疼立止；加风药者，取其引药上行于目之意也。凡虚寒症者，以此方为主也。

加味回阳逍遥散专治头目疼痛，寒热往来，日晡发烧，夜不能眠。若一切虚寒，皆宜服之。左目重服此方，右目重者服前方

柴胡二钱　全当归三钱　白术土炒，三钱　茯苓三钱　甘草炙，钱半　枣仁炒，二钱　杭白芍酒炒，二钱　附子钱半　吴萸炒炭，钱半

姜水煎服。

如心不宁者，茯苓以换茯神，加远志、肉桂、山萸等味；如躁，加丹皮。临症加减可也。

以上二方，乃目科最当令者，故名为左辅右弼。

加味十全大补汤治同上二方。如左右并重者服此。一切虚寒及乌睛突起黑白泡、旋螺等症，其功不能尽述

党参五钱　白术土炒，三钱　黄芪炙，三钱　甘草炙，二钱　川芎钱半　当归三钱　熟地三钱　杭芍二钱五分　茯苓三钱　附子钱半　肉桂钱半　吴萸炒炭，钱半　砂仁六分　木香六分　荆子一钱　薄荷五分

姜水煎服。

如不眠，加枣仁；食少，去熟地加山药；盗汗自汗加麻黄根；神不宁，茯苓换茯神，加柏子仁；漓水①，加益智仁；寒重加丁香；如燥，加麦冬；气短，加麦冬、五味子。皆须随时加减可也。

加味调中益气汤专治下部肝肾风寒太重，以致头疼如破，偏正皆宜。治同上三方相似，而寒重入肝肾者

全当归三钱　杭白芍酒炒，二钱　潞党参三钱　於白术土炒，二钱　黄芪炙，二钱　甘草炙，钱半　升麻一钱　柴胡一钱　橘红钱半　五味子炙，五分　附子一钱　吴萸炒炭，一钱　肉桂八分　干姜八分　公丁香八分　荆子一钱　防风一钱薄荷六分

有用砂仁、木香者，水煎冷服。

如躁热呕者，少减丁、桂、姜、萸，加麦冬、丹皮、山药等味，先服一二剂，再加大温者。

杞菊巴蓉丸专治目腿上下互疼之疾

枸杞二钱　菊花二钱　巴戟天二钱　肉苁蓉二钱　故纸

---

① 漓水：所指不详，疑为小便频多。

炒，钱半　肉桂八分　附子六分

　　姜水煎服。

古方款冬温肺汤专治肺寒目睛浮光之症

　　款冬花炙二钱　辛夷炙，二钱　川椒一钱　茯苓二钱　白芥子炒，一钱　紫苏钱半　半夏炙，二钱

　　姜水煎服。

渗湿汤专治一切烂弦赤目、湿寒浸淫等症

　　苍术炒，二钱　白术炒，二钱　茯苓三钱　干姜二钱　橘红钱半　半夏，二钱　甘草一钱　公丁香八分

　　生姜、大枣为引，水煎服。

煨肾丸专治脾虚以及肝肾虚寒等症，用此以暖中消谷益精而目自明

　　川草薢酒炒，二钱　杜仲炒断系，钱半　白蒺藜炒去刺，钱半　菟丝子蒸，二钱　肉苁蓉钱半　胡芦巴一钱　破故纸炒，一钱　党参三钱　白术土炒，二钱　黄芪炙，二钱　甘草炙，钱半　附子一钱　肉桂八分　升麻八分　柴胡八分　防风一钱　薄荷六分

　　姜水煎服。

　　人之瞳人本是青色，而忽变为杂色，其症不一，乃肝肾脾三经虚寒之故也。宜服此方，再须临时看症加减可也。

消积丸专治目睛顶平如镜，其色淡白，不疼而懒动，其气如败卵，此食积伤也。宜此方缓缓图之，食积渐消而目自愈

　　吴萸炒　黄连　干姜　肉桂　川乌煨　半夏炙　橘红　槟榔　枳实麸炒　厚朴姜炒　元胡　桔梗　苍术　附子

川芎　当归　桃仁　山甲炒珠　莪术　三棱　巴豆去壳

以上各味一钱，用皂角三钱，煎水为丸，如桐子大。初服七八丸，随服随加。见病者出溏①粪，再行递减，至一二丸再加，来回加减服之，一俟②积消目愈为止。

半苓去痰汤专治目睛上胞所覆处如煤灰者

半夏三钱　茯苓三钱　枳实麸炒，钱半　乌梅去核，三钱陈艾一钱　橘红钱半

姜水煎服。

外点利气和血散，宜分五痰③治之。

古方羌活胜湿汤专治湿烂眼眶赤目等症，外点除湿散

羌活二钱　独活二钱　荆芥钱半　防风钱半　荆子一钱川芎一钱　甘草炙，一钱

姜水煎服。

如巅顶疼，加藁本、天麻；有热，加黄芩、黄连。

古方凉膈散专治血贯瞳人风热之症

连翘钱半　山栀炒，一钱　川军钱半　黄芩一钱　朴硝五分　菊花一钱　木通一钱　车前钱半　薄荷一钱　甘草八分

姜水煎，须热服。

此方加参尤妙，或用人参败毒散亦可。

古方回阳返本汤专治目病，夕重夜疼，羞明伏地，日晡发热，阴盛阳衰之症

附子二钱　干姜炒，二钱　党参三钱　甘草炙二钱　五味

---

① 溏：原作"糖"，据文义改。
② 俟（sì 四）：等待。
③ 五痰：即风痰、寒痰、湿痰、热痰、燥痰。见《医宗必读·痰饮》。

子炙，七分　麦冬去心，二钱　橘红一钱　乌梅去核，四个

生姜三片、大枣二枚为引，水煎服。

节庵回阳返本汤专治寒隔中焦，气不升降，二便不通，饮食不入，关格等症。此症五六日尚可治，六日以后则不能治矣

党参钱半　白术土炒，一钱　附子六分　干姜六分　黄连三分　甘草六分　葱白连须，二寸　童便一盅　猪肝汁二匙

水三盅，煎一盅，冷服。

上不能入，为格；下不得出，为关；上下不通者，为之关格也。服此方若脉缓见则生、暴出则死，过六七日五脏破矣。

此症多得于风寒处小便。关，是风寒从下而入；格，是风寒从上而入。六脉伏内不见，二目了了，腹胀如鼓，面白而清，是其症也。

滋阴地黄汤专治左目夕重夜疼，羞明等症

熟地三钱　山萸肉去核，钱半　山药二钱　茯苓二钱　泽泻一钱　麦冬钱半　五味子炙，一钱　肉桂一钱　附子一钱　粉丹皮一钱

姜水煎服。

能食者，邪气而杀食也，乃胎前饮凉所致也。

益气养荣汤专治伤血太过，房劳无节，以致瞳人散大。若尚透明者，用此方以敛之

党参三钱　白术土炒，二钱　黄芪炙，二钱　甘草炙，钱半　川芎钱半　归身三钱　熟地三钱　杭芍二钱　升麻一钱　五味子一钱　橘红钱半　肉桂一钱　枣仁炒，二钱　柴胡一钱　金樱子钱半

姜水煎服。

外点五味敛光散。

滋阴肾气丸专治阴虚侧目斜眇之症，亦有目前飞花者，嗽无痰，夜不眠，脉大，此乃真阴虚，故用此方

熟地三钱　党参三钱　山萸肉炙，二钱　茯苓二钱　丹皮酒炒，钱半　麦冬二钱　山药二钱　五味子炙，一钱　肉桂一钱　泽泻盐水炒，钱半

姜水煎服。

如作丸，以蜜为丸，朱砂作衣，盐水送下。

泄肝汤专治瞳人散大，外献蓝绿二色，有火者用，虚者不宜

柴胡钱半　胆草酒炒，八分　黄连姜炒，六分　白芍酒炒，钱半　青皮醋炒，钱半　山栀炒，一钱　当归二钱　甘草一钱

姜水煎服。

桃仁化滞汤治同上，血滞者用

桃仁生研，九枚　红花一钱　川芎八分　柴胡一钱　青皮醋炒，一钱　赤芍一钱　香附醋炒，钱半　归尾一钱

姜枣为引，水煎服。

此二方虚弱人不宜，切切！

升阳益胃汤专治胃虚不食，视物不明

党参三钱　黄芪炙二钱　茯苓二钱　白术土炒，二钱　甘草炙，钱半　升麻二钱　厚朴姜炒，八分　黄小米炒，三钱

姜水煎服。

人参苏木汤专治嗜饮伤血，浊气隔阳，致目不明

党参　苏木　桃仁　橘红　川芎　当归　生地　赤芍

各味一钱

如下血，加荆芥炭煎服。

小菟丝子丸专治肾气虚损，目暗耳鸣，倦怠，滑精，漏气等症

怀山药炒，五两　菟丝子酒蒸，五两　茯苓一两　石莲肉二两　五味子七钱

共为细末，再用山药一两，打糊为丸，如桐子大，每服三钱，盐水送下。

绿豆粉专治三消及赤浊等症，或以绿豆煎汤，其皮尤凉，解暑去热

柴胡疏肝散治同上，及血滞夜疼，左胁有痞块，闷胀，有死血者，必口干不饮，须大加大黄攻下之，虽身瘦无碍

香附　柴胡　青皮醋炒　白芍醋炒　归尾　红花　川芎各味一钱

姜水煎服。

如疼甚，加穿山甲、桃仁、山楂、莪术、三棱等味以破滞消积；如气血两亏者，不可用此，宜详辨之。

枳实理中汤专治寒结胸中，日轻夜重，不眠，咽中疼闷，谵语不宁，目睛疼胀，此因误下所致也

枳实麸炒，钱半　党参二钱　白术土炒，钱半　茯苓钱半　附子钱半　干姜钱半　甘草一钱

姜水煎服。

半夏竹茹汤专治胃热呃逆，两目胀闷，日夜不止，此为热呃。其人声渐而短，不似寒呃声长而高，寒以此为别。遇此当先治呃，呃愈而目也愈

半夏三钱　竹茹二钱　橘红钱半

姜水煎服。

羌活附子汤专治阴气上逆作呃，日夜不止，乃因肾寒而病目，此为寒呃，声高而长，与上相反，虽其人将危，一剂而愈，胜丁香柿蒂汤远矣

羌活钱半　党参三钱　白术土炒，二钱　茯苓二钱　公丁香八分　木香六分　肉桂一钱　干姜六分　吴萸炒炭，一钱　附子一钱

姜水煎服。

苍白二陈汤专治目疾夹湿寒，以致烂弦烂眶，并及头面生小疮等症

苍术炒，钱半　白术土炒，钱半　茯苓二钱　半夏二钱　橘红一钱　甘草六分

姜水煎服。

如寒盛发肝，加吴萸以降浊疏肝；湿盛加车前以利小便，泽泻、猪苓以去湿，肉桂去寒亦可。若气血虚者，受湿日久则虚，虚则寒，或四君子、四物、十全，临症留意，随证加减可也。

六君子汤专治目疾夹湿寒者兼虚者，此症渐肿而胀，上纲缓也

党参三钱　白术土炒，二钱　茯苓二钱　半夏二钱　橘红钱半　甘草一钱　羌活钱半　独活一钱　荆子一钱　细辛六分　荆芥一钱　防风一钱　薄荷一钱

姜水煎服。

如巅顶疼，加天麻、藁本。凡湿者，必加风药者，取

共①风进火也。

救急附子理中汤专治大寒似热，目疼切心，肢冷身凉，舌焦唇灰，自觉热甚，欲坐井底，漱水不咽，口鼻气凉，指甲素紫，别人以手探之，并不甚热，此乃阴极逼阳，气将脱也。非用参芪桂附大剂急治不能回生也。此症与阳症相一，见寒凉必死无移，往往认错而误人性命也

党参五钱　白术土炒，三钱　附子三钱　干姜三钱　甘草炙，钱半　吴萸炒炭，钱半　丁香一钱

姜水煎服。

如面白无血色者，加炙芪三钱、肉桂一钱；如喘，倍加党、芪；如心悸，加枣仁；夜嗽声重者，加桂身、杭芍等味。

太阳散风散专治三阳头疼，外障目疾。此因内有瘀热，外被风寒疎②住，热不得出，以致偏正头疼，久而病目，此方一剂即愈也。若阴症，为内障，不可用此，须辨之

羌活二钱　防风钱半　荆芥二钱　荆子炒，一钱　细辛六分　薄荷六分　菊花钱半　甘草一钱

姜水煎服。

有热，加黄芩；脑后疼，加桂枝；额疼连鼻挟齿，加葛根、白芷；两角疼加柴胡；巅顶疼，加藁本、天麻；吐涎，加细辛；如上下满头皆疼，太阳寒也。不宜此方，须辨之。

养荣归脾汤专治一切伤血之症，瞳人散大，劳伤发热，吐血

---

①　共：疑为"其"。
②　疎：疑为"束"。

咳嗽，寒热往来，似疟非疟，懒食无力等症

熟地姜炒，八钱　枣仁炒，二钱　白术乳炒，三钱　白芍酒炒，二钱　茯苓乳制，三钱　牛膝酒炒，二钱　麦冬去心，二钱　肉桂钱半　莲子去心，三钱　五味子炙，一钱

如似疟不愈者，加乌梅、草果，姜、枣为引，水煎服。

固精二益散专治肾虚失明，目前如烟雾者，或梦遗滑精，白浊自遗等症

五倍子去髓，炒珠　白云苓去皮，各等分

为末，白水下，早晚空心服五钱，或盐汤下。

如腰疼加杜仲、故纸，服时先食核桃一枚，尤妙。

古方玄兔丸专治肾虚目前如烟者，及三消、遗浊精流之症

菟丝子酒蒸，一两　五味子炙，七钱　云茯苓四钱　莲肉去心，四钱

共为细末，以山药打糊为丸，如桐子大。每服五钱，白水送下，日服三次。

如意通圣散专治脉痹腿疼，目病视物不明

当归　川芎　橘红　甘草　麻黄　公丁香　粟壳去瓢，各一钱

用好醋拌炒黄色，入水煎服。

如翳色白，加肉桂、附子各一钱同煎服，惟桂、附不用醋炒。

顺风匀气汤专治偏后脑疼，右目肿胀疼痛

党参三钱　白术土炒，二钱　天麻一钱　沉香一钱　白芷一钱　紫苏钱半　木瓜一钱　青皮一钱　乌药二钱　甘草八分

姜水煎服。

清阳汤专治目纲紧急，斜视，胃热无汗，小便短数

归身二钱　黄芪炙，二钱　升麻一钱　葛根一钱　红花一钱　黄柏六分　桂枝一钱　苏木六分　甘草生炙各半，一钱

姜水煎服。

有寒，去黄柏，加参、附；后脑疼者，加白芷；巅顶疼，加藁本、天麻；脉紧，加秦艽。

十味锉散专治伤血太过，二目疼，不能睁及瞳人散大

附子三钱　当归三钱　黄芩炙，二钱　杭芍酒炒，二钱　川芎钱半　白术土炒，二钱　熟地三钱　肉桂一钱　茯苓二钱　防风钱半

姜水煎服。

加味枳实白术汤专治气为痰饮所隔，心下坚胀不通，此为气分之症，致目失明及食积内伤，目睛顶平

枳实　肉桂　紫苏　陈皮　槟榔　桔梗　白术　甘草　五灵脂以上各八分　木香　半夏　茯苓各一钱

姜水煎服。

既济解毒饮专治上热下寒，头肿，目赤疼痛，不眠，此症脚必冷而上身必热。如上身不热者，不可用此方

生川军便通即去　黄连酒炒，各一钱　黄芩酒炒　甘草　桔梗各二钱　柴胡生　升麻连翘　归身各一钱

姜三片，酒一盅为引，水煎热服。

胜湿汤专治湿眼胞肿，羞明难睁，冷泪怕风

苍术炒，钱半　白术炒，钱半　茯苓钱半　甘草一钱　猪苓一钱　泽泻一钱　香附炒，一钱　川芎一钱　厚朴姜炒，一

钱　砂仁一钱　橘红一钱　灯心三十寸

　　姜水煎服。

　　小柴胡汤专治肝胆有火，寒热往来，寝寒憎风，口苦，耳响目疼，有时发热而不寒者

　　柴胡钱半　黄芩八分　党参一钱　半夏一钱　甘草五分

　　生姜三片、大枣二枚为引，煎服。

　　羌活除湿汤专治风湿相搏，目疼难睁，白翳，巅顶疼者

　　羌活钱半　苍术炒，二钱　藁本钱半　防风一钱　升麻五分　柴胡五分

　　姜水煎服。

　　大凡湿症，胞肿脸缓者，不宜汤洗。

　　附子麻黄理中汤专治受寒头疼无汗者，此是伤寒故也。以及侧目斜视

　　附子二钱　麻黄一钱　干姜二钱　白术炒，三钱　细辛五分　甘草一钱

　　水煎服，发汗。

　　人参败毒散专治目病，头疼，服凉药尤甚者。明是阳症，须风药以散之，而热自退。见风流泪及发汗不出者，皆是

　　党参三钱　羌活钱半　桔梗钱半　前胡一钱　独活一钱　枳壳钱半　川芎一钱　茯苓二钱　甘草一钱

　　姜水煎服。

　　加味六君子汤专治上胞脸缓，凡诸湿虚症用此

　　党参三钱　白术土炒，二钱　茯苓二钱　半夏二钱　橘红一钱　甘草炙，一钱　当归二钱　杭芍炒，钱半　吴萸炒炭，六分　柴胡一钱

姜水煎服。

二陈泄肝汤专治淤肉扳睛，清肝去热，养心和血

半夏二钱　橘红钱半　干葛一钱　知母酒炒，六分　连翘八分　归身钱半　泽泻一钱　茯苓二钱　柴胡一钱　枳壳炒，钱半　甘草一钱

姜水煎服。

此乃劳心发肝，有余症也。久虚不宜。

夏枯草散专治阴虚火动，点药不受，夜疼之症

夏枯草二两　香附子三两　甘草四两

共研为末，每服钱半，清茶送下，立止。俟受点药，再按症治之。

熟地理阴汤专治瞳人散大，因酒伤者最妥

熟地四两　山萸去核，二两　枸杞二两　山药二两五钱　丹皮一两　泽泻五钱　归身三两　五味子炙，七钱

分十剂煎服。

虚者，加党参、黄芪、白术、甘草等味，或丸药亦可。

参苓白术散专治伤食作泻

党参二钱　白术二钱　茯苓二钱　白芍炒，二钱　炙芪二钱　甘草二钱　白扁豆炒，二钱

共为细末，每服三钱，白水送下。

葛花醒酒汤专治酒伤作泻

青皮三钱　木香八分　橘红钱半　党参三钱　猪苓钱半　神曲炒，二钱　泽泻二钱　瓜蒌二钱　白术二钱　白豆蔻五钱　砂仁五钱　葛花五钱　茯苓二钱

共为细末，每服三钱，白水送下。

清心莲子饮专治漏白遗精

党参三钱　黄芪炙，三钱　茯苓二钱　甘草钱半　远志去心，一钱　菖蒲一钱　麦冬钱半　石莲二钱

姜水煎服。

如小便赤浊，加黄芩一钱、地骨皮一钱、车前子炒一钱。

加味清心饮治同上

茯苓钱半　石莲钱半　麦冬一钱　党参一钱　远志一钱益智一钱　菖蒲一钱　车前炒，一钱　白术一钱　泽泻炒，一钱　甘草一钱

灯心引，水煎服。

神效黄芪汤专治湿痹麻木不仁，目肿疼痛

党参三钱　黄芪炙，三钱　甘草炒，三钱　白芍炒，三钱橘红钱半　荆子八分

姜水煎服。

肾着汤专治目疾，湿流于肾，腰肿疼痛

炮姜　白术　茯苓　甘草各等分

水煎服。

升阳除湿汤专治雀目，湿症，不思饮食，小便赤黄，四肢倦怠

苍术炒，一钱　柴胡六分　羌活六分　防风六分　神曲炒，六分　泽泻六分　猪苓六分　陈皮三钱　麦芽炒，三钱升麻五分　甘草炙，五分

水煎热服。

如寒，加附子、吴萸以降阴回阳。

鸡肠散 专治瞳人缩小，小便不禁

黄鸡肠雄鸡，切碎净洗，炙黄，一具 黄连一两 肉苁蓉一两 苦参一两 白石脂一两 赤石脂一两

共为细末，每食前服二钱。

如虚，加鸡肶胵①、龙骨、赭石等类，水、酒送下皆可。

升麻葛根汤 专治目疾，头面小疮，班不出者，用此发表为妙

升麻 葛根 麻黄 桂枝 赤芍 甘草各一钱

如呕吐，加麦芽炒，一钱 白术炒，一钱 枳实炒，一钱。

姜水煎服。

保肺汤 专治肺痈有致目病者

桔梗钱半 银花二钱 薏仁五钱 甘草节二钱 生黄芪钱半 橘红一钱 白芨一钱 贝母一钱 甘葶苈子炒，一钱

姜水煎服。

蟾酥丸 专治妇女阴挺，目疾。若日久者，先服补中汤加茯苓、青皮、栀子、胆草，数服后再服此丸

海南沉香 南苍木 明雄黄 公丁香各等分

共为细末。以蟾酥用烧酒化开，合前药为丸，如桐子大，于晚间坐在热炕上，下体用绵被盖好，三丸放在舌下含化之，随化随咽，以三丸化尽为度，总以下体汗出，连服九丸三晚上，以覆下体汗出为度，再用搽药以消挺。

---

① 鸡肶（pí 皮）胵（zhì 至）：鸡内金。肶，原作"脾"，据文义改。

消挺散专搽阴挺

藜芦炒，一两　朴硝二钱

共为细末，用猪脂油切片蘸搽患处，以每晚发汗时搽之。

又方治同上

赤石脂火煅，醋飞，一钱　矾石五分　朴硝五分　轻粉三分

共研醋调搽。

又方治同上

轻粉一钱　杏仁去皮，三十个　雄黄钱半

共研为末，以雄猪之肝汁调搽。

新订试验点目诸方

如骥追风散亦名六龙锁风散

炉甘石火煅，水飞，焙干，三两，再以蔓荆子、细辛、薄荷、防风、荆芥各五钱，水三盅，煎半盅入甘石内，候干，研极细，再入台麝五分，研匀，收于磁瓶内，以黄蜡封口，临时施用，此为药母。大凡外障皆宜此。如有他症者，随症加减后药。

利气和血散虚症皆用

炉甘石火煅，水飞，焙干，三两，再以枳壳、归尾、桂枝、白芷、细辛、薄荷各五钱，水三盅，煎八分入甘石内，候干，研极细，再入台麝三分，共研匀，收于磁瓶内，以黄蜡封口，此为药母。凡虚寒重翳者皆宜用此，随症加入后药，点内障之药母也。

除湿散专治湿烂水眼

黄丹水飞　海螵蛸各等分

共研极细末，加入六龙散内，点之。

五味敛光散专治瞳人散大

枣仁　五味子　白芍　山萸　金樱子　全当归各三钱

水煎，入甘石二两，内仍照前方炮制，加台麝二分收贮。

水火散专治火眼有余症

炉甘石如前制，一两　生姜汁半盅

制甘石收贮应用。

古方清火明目散专治火眼有余，虚寒切忌之

炉甘石如前制，八两　川黄连四两

煎水，浸入甘石内，用艾火熏至起金星为度，再入台麝四分、冰片一钱，研匀收贮。

止血定疼散凡割眼中淤肉时，割后先点此以止血止疼

芫花五钱　归尾三钱　乳香二钱　没药二钱

煎水，如前制甘石一两，入台麝五厘、珍珠一钱、血竭二钱，共研极细收贮。

正瞳膏专治侧目斜视

松香五分　乳香二分五厘　朱砂二分五厘　铜绿二分五厘

谅加蓖麻仁，共打成膏，摊于红缎子上，贴太阳穴，左贴右，右贴左，瞳正即去。

珍珠青黄散专治目中星翳白点

珍珠　黄丹　轻粉各一钱

共研细末。

左目病，吹右耳；右目病，吹左耳，其翳自去。

拨云锭子专治远年近日热症，目疾有云翳者

炉甘石制如前，一两　硼砂五钱　冰片五分　台麝一分五厘　海螵蛸钱半　珍珠三分　血竭钱半　乳香五分　没药五分　黄连汁一钱

共研极细末，用糯米糊打成锭子，阴干，临时以白水磨汁点之。

蕤仁膏专治翳膜

蕤仁去油，一两　硼砂一钱　台麝三分

共研极细，磁瓶收贮，点热症有功。

苦石专治火眼

炉甘石一两　黄连六分

煎水，制甘石炮制如前，加台麝一分，研匀收贮。

酸石专治瞳人散大

炉甘石一两　五味子八钱

如前炮制，加台麝一分收贮。

以上均为点药之母，随症施治，看有何病加后药。凡制甘石者，皆须火煅，水飞极细候干，再加汤药渗入，候干，加工研细，加麝调匀。均以磁瓶收贮，黄蜡封口为妥。凡苦寒，点药不宜概用，即壮实之人，须是热症方可。亦须暂而不可久。如点之不愈者，急当改图，切勿以此误人也。

选集点眼诸药

附载药性、所治之症、兼炮制之法，俱列于本草

之下。

硼砂：味咸，能软坚，点水眼，胬肉、瘀血、淤肌、淤肉、翳中亦可用，取其软坚也。烂眼不宜，恐疼也。明亮如月色者佳，生研。

硇砂：味咸，无坚不破，无肌不生，射歹肉而不损好肉，年久翳膜肌肉非此不除，又能杀虫用。以开水化开，澄去垢，隔碗入水，焙①干刮下，收入磁瓶内。切勿令泄气，见潮出气则化为水，至冬春仍凝为块。分五色为五行，以黄色佳，次者水红，次则白，次紫，再次黑，灰为至下。为目科外科之要药，有无数之功效也。

朱砂：辰州者佳，故名辰砂。生研用正瞳振邪，服以定神。

青礞石：治目中因痰结块，点之化水而消。

花蕊石：点淤肉湿翳最效。

铜绿：红铜上刮下者佳，正瞳用。

阳起石、云母粉：去死肌，明目，止疼痒，用水煮数沸，研用。忌火。

白丁香：一切重翳非此不除，善能化腐，其性最烈，不可轻用。炮制法：春冬之麻雀粪，不拘多少，以沙锅入水，煮数沸，罗去渣，澄去垢，将水盛在碗内，放在热锅微焙，其水变为红色，将红汤澄去，下剩白粉，候干，刮下即为白丁香也。

磁霜：年久重翳，非此不去，善以消磨之功也。以好

---

① 焙（kào 靠）：烘烤。

细磁器用炭火煅红，用陈醋汲碎，研细，用井、泉水飞过，研至无声为度。红磁为珠，粉白者为翠，白青者为翠青，五色分五行，用之总以白者为上。用之亦多。

空青石、玉屑、玛瑙、古钱、石脂、赭石：以上各味，火煅水飞，点目去翳，生光明目，宝石尤效。诸味点淤肉死肌，不拘远近，无坚不破，加青盐力尤速，加干姜末以去寒，随症加入药母内，非只单用也。空青点翳如神，然不易得之，石内之水，点目复明，一切火眼尤效；古钱消胀；赭石去毒、目中流血；石脂收敛瞳人，乃性收涩①故也。

琥珀、珊瑚：生研点目，生光，止疼，正瞳人。淤肉、淤血、膜翳、死肌，皆可有效。

珍珠：以豆腐一块将珠入内煮之，或微火聊煅亦可，生用有毒耳。点目止疼、正瞳、生光。日久目疾治好，必点此以生光也。

熊胆：性寒，点热症有奇功。去垢、分尘、生光。虚寒最忌之。

青鱼胆：诸鱼胆同性，治同熊胆，点目夜能视物。不可轻用，大寒。

牛黄：性寒，点热眼有功，无他用。老牛胆中，即同牛黄，力少缓耳。

白矾、胆矾：收泪、去湿、消阴、解毒、止疼，可搽阴挺。

---

① 涩：原作"啬"。据文义及医理改。

青盐：咸能软坚，重翳肌肉皆可用，目眦红肿疼胀，退热逐水，明目止疼，外消阴挺。以青盐洗目、漱口，可以明目固齿。

干姜：大温。年久白翳内障，寒症皆可用。去筋，研用。

密陀僧：水飞、晒干，善除湿，烂眩水眼最效。

冰片：香能透窍。与麝香，凡点药中不可少也。去湿、明目，不可多用，又不可久用，此劫药也。

潮脑：点目去风、止疼、除湿热。

石蟹、石燕、石胆：点目生光去翳。

荸荠粉：点目去热、止疼、明目，石磨磨碎，去渣，澄汁为粉。

青石粉：点目去浮翳而生光，不可火煅，只以水飞晒干即用也。

元明粉：即朴硝所制。去淤肉、瘀血、肌膜，消热，除寒，消肿，止疼，消阴挺。

焰硝：点目解毒、化瘀、消肿胀、止泪、明目。

石碙：点目去尘垢。

饴糖：点飞丝入目最效。

雄黄：点疳眼，解毒、去翳膜、消肿胀。

血竭：凡目被物损伤，可补其损，同花蕊石尤效，止血。

象牙：目中被竹木刺入不出者，磨水点之立出而无痕，止疼。

黄雄鸡肝汁：点目化坚，点雀目，煮熟同雄黄食之，治雀目最效。

石菖蒲根：研碎末治飞丝入目，左目塞右耳，右目塞左耳。

蝙蝠血：点目能以夜视，与鼠胆同功。

没药、乳香：点目止疼，散瘀血，解毒，生肌。

巴豆霜：目翳至重者点之，去油、去膜为霜，割时先点，收泪不疼。

乌梅：磨汁，敛瞳人、消淤肉。

麝香：用此专以透窍。凡点药中不可少此也。

凡草药须煎汁，凡石性者须火煅水飞。目中微物不容，故点药必以细极为妙，研至无声为度。

先祖并将药品前后详明，遗留后辈子孙者，知广川刘氏家传。广川者，乃邑之古名也，即今景州是也，属直隶河间府，古为广川郡，又名蓚邑，又曰西柳，乃汉朝周亚夫出守地也，至今州治西有亚夫庙塚云，以志不忘。景芬谨识。

治目诸药选集应用本草

服　药

党参：性温，味甘而补，为百症之中圣药，不偏不倚，是以参、术、芪、草，故名四君子汤。一切虚症，目疾色白、坑陷、旋螺、翳膜疼痛，其功不能尽述。无非培养元气之功也。

黄芪：绵软而长者佳，生用固表止汗，托里，同防风用其力更大，一切虚症皆宜，蜜制其功同党参。

白术：人乳制以滋阴，土炒以健脾，麸炒去胀，善能除湿，为脾胃之圣药。一切虚症水湿皆宜，功同参芪。

甘草：梢去尿管疼，节消痈肿，子除中热。生用消毒，制用补中，一切内外皆宜，同上共四味，为四君子。

苍术：补脾燥湿，与白术同功。白乃补而敛汗，苍乃燥而除湿。多用发汗祛风解郁。凡脾湿烂弦宜此。

地黄：性凉，行血、止血、凉血、养血，专理外障暴发，以姜汁炒，不寒胃。其用有四：清心经之血热、泻诸经之湿热、去鼻中之衄血、除五心之烦热。若脾胃虚寒，白翳坑陷，红脸缓，皆不宜用。制熟温肾、生精血，为补肾之要药。目干无泪、目前如烟者，须多用，气虚者不宜。姜汁炒，砂仁末拌炒，不泥胸。

熟附子：性温，专补命门而回元阳，其性走而不守，惟温补之功。除风寒湿三邪之要药。白翳坑陷而旋螺，青盲突睛，三阴寒毒，三阳厥逆，舍此莫挽；肾厥头疼，阴虚血热，一切沉寒痼冷，羞明大疼等症，非此不除；血虚者，不宜并治；伏风偏盛，寒中三阴，中寒夹阴，身体大热，不受清解，非附子不可以挽回；为寒所隔，中焦气不升降，小便闭塞，惟此立通也。

当归：头止血，身养血，全和血，尾破血。专入心肝脾三经，血分中之要药。目涩不光润者，乃血短而凝也。若血热，生地宜用。

薏苡仁：专除胸中上焦之热，清利肺，健脾利水；治肺痈。

怀山药：补中益气，强精益肾，健脾渗湿，清热；去头面游风。

山萸肉：温肾肝，固精气，强阴助阳，暖腰膝，缩小便，安五脏，通九窍；滑精、耳鸣耳聋、鼻塞、目黄等症，去核制用。

枸杞：生精明目，补虚劳，助阳；腰膝疼麻，肾虚，目病。

地骨皮：泻肺中伏火，肝肾虚热，凉血，补正气；疗在表无定之风邪，传尸有汗之骨蒸，同枸杞甘寒平补，专补精气之功。

杜仲：肾虚腰疼，目前如堆烟者；补肝，润肝燥。

白蒺藜：治二目红肿，翳生不已，泻肺，敛肝；虚劳腰疼，遗精痔①漏，益精明目；性寒。

白附子：性热，纯阳，为阳明之药，能引药上行。故治头面百病，受风头疼，中风失音，气冷心疼；补肝虚，去风痰；作脂消斑疵。

破故纸：治目疼，一切虚症，肾冷精流，虚泻。入心包，补命门，暖丹田，壮元阳，为补命门之要药也。

肉苁蓉：视物不明，以此补水中之火，大补精血命门相火，滋润五脏。补而不峻，滑肠，故气虚者少用，恐泄气也。

何首乌：强精益髓，养血，祛风，补肝益肾，为滋补之良药。视不见远者，宜用之。

菟丝子：视物无力者用之。强阴，益精，祛风，明目，补元阳之气。

---

① 痔：原文无。据《本草备要·草部·蒺藜子》补。

益智仁：性热，视物不明用之。补心气、命门、三焦之不足，涩精，固气，开发淤结，使气宣通。胃寒、唾涎、呕吐、泄泻、滑精宜用。缩小便，进饮食，腹中寒疼。

车前子：凉血、强阴、益精、明目，清肺肝之风热，渗膀胱之湿热，利小便而不走气，通五淋、泄痢，止吐衄。暑湿、目赤、障翳疼肿皆宜。多服令人有子。内障不宜多用。

茯苓：益脾渗湿，清肺，利小便，口干生津止渴，益心除烦躁。

木通：清上焦心肺之热、胸中烦热，使由小便出；目眩、口干舌燥、大渴，通利九窍，咽疼失音，水肿，导诸湿热；亦可通大便以及周身等处。

泽泻：聪耳，明目，利便，泻肾经邪火，止头旋、水肿、脚气、泻痢，专于去湿热之功。

牛膝：为肝肾之药，能使诸药下行。益肝肾，腰膝骨疼、足疼筋挛，舒肋①益肝行血之功；阴痿失溺、淋疼尿血、心腹诸疼，生散血破结。

川草薢：甘苦，性平，祛风湿，补肝，益精，明目，固下焦。治风寒湿痹，腰疼久冷，关节老血，膀胱宿水，阴痿失溺，茎疼而遗浊，痔漏恶疮等症。浊淋、目疾以此分之。

瞿麦：苦寒，明目去翳，降心火，利小肠，逐膀胱邪

---

① 舒肋：疑为"舒筋"。下同。

热，为淋沥之要药。破血消癥，利窍通经。性利，下虚者忌用，能下胎。

灯草：甘淡而寒，降心火，清肺热，利小肠，治五淋水肿，通气止血；烧灰吹喉痹，擦疥最良，缚①把摩痒出虫。

竹茹：甘而微寒，开胃土之忧，清肺金之燥，除上焦烦热，凉血；胎热、崩中、动呃声微宜用；止渴除湿热，治黄病。

淡竹叶：性同竹茹，伤寒发热大渴，泻阳明风邪，烦热同石膏并用，中风、失音、小儿惊痫。

芽根汁②：点目中死血，脾胃药也，补中益气，除伏热，消瘀血、吐衄血症，凉血之功；诸淋、伤寒、呃逆、水肿、渴烦。

地肤子：甘苦，气寒，益精强阴，入膀胱，除虚热，利小便，通淋漓；治雀目，洗皮肤风热肿痒。

猪苓：目胞水肿，夜视不见，渗湿利窍，行水，利便，泻痢，除伤寒、瘟疫之大热，乃利便之功，开腠发汗。

栀子：苦，凉，泄心肺三焦之邪热，使之下行，由小便出，吐衄血淋炒用；烦躁不眠，口渴，目赤，心疼。

黄柏：目赤耳鸣，泻膀胱相火，补肾水不足，下虚骨蒸，肠风，血痔，杀蛔虫，治口疮。尺脉弱者不宜用。

---

① 缚（zhuàn 撰）：卷，裹束。
② 芽根汁：疑为"茅根汁"。

大黄：目科非血贯瞳人、实热大便干燥不下者不可用，即用不过一时，便下去之；熟者力缓。

连翘：散心经客热，眼角淤肉红甚者可用，消肿去痒，血贯瞳人实热之症，方可用之。

天花粉：血贯瞳人，口干唇焦，用之生津止渴、消肿生肌、排脓、利便、胃热、时疾狂热宜用。

知母：清肺泻火，润肾燥，滋阴，消痰，止嗽，止渴，安胎；伤寒、烦热、骨蒸，利二便、疟、痢。

元参：色黑入肾，水制火，散无根浮游之火，利咽喉痛痹、利二便，及伤寒阳毒发班、骨蒸、传尸、虚烦、益精、明目、瘰疬、结核等症。

丹皮：入心肝肾，泻血中伏火，和血，去瘀生新，吐衄要药，除烦，通经，退无汗之骨蒸，下胞胎，疗痈。

石斛：入脾，除虚热，入肾，益精强阴，补虚痨发热；自汗盗汗，梦遗滑精，平胃气，其力甚微。

龙胆草：大寒，酒洗益肝胆而泻火，肝以泄为补，除下焦湿热、惊痫、邪气、脚气、骨间寒热、热痢时气、赤睛努肉。

黄芩：泻肺火，除脾经湿热、热痢腹疼、寒热往来、黄疸、五淋、血闭，安胎，消渴，利水；白睛淤肉红甚者用。

黄连：大寒。磨汁点目赤红肿者，除热，杀虫。胞烂目疾，不可轻服。能泄心镇肝，凉血燥湿，开郁除烦，益肝胆，厚肠胃，止盗汗、泻痢、便血，解一切诸毒。心疼属热者，目红属实者用之。养肝明目之功，不可轻用也。

犀角：凉心，泻肝，明目，清胃热，避邪，解毒，吐血，下血，定惊，伤寒时疫发班，因下早，邪乘虚入，下迟，热留胃中，均可发班。

羚羊角：清肝明目，去障，清肺心之热，避邪，解毒，惊痫发班，发怒，祛风，舒肋，恶血恶痢。

羊肝羊胆：皆清热，益肝胆，明目。

羊角：治青盲，可复。

桑白皮：泻肺中有余之火，治疳眼，止嗽，清痰，利水，通二便，喘满，唾血，热烦，大渴，水肿。

桑叶：霜后取用，洗暴发火眼。

桑条、桑椹：聪耳，明目。

桔梗：目赤刺疼能止，入肺胃，开提气血，表散寒邪，清利头目，喉痹咽疼，开胸膈，气滞，痰壅，喘促，鼻塞不通，肺痈，口疮，胸腹疼，下痢。为诸药舟楫，使之上行也。

白芥子：性温，治老痰，目疾，入肺，通经行经，开结，温中开胃，发汗散寒，利气化痰，消肿，止疼，咳嗽、筋骨诸症皆治，故白芥子、莱菔子、苏子，名三子汤，治痰嗽喘满。

杏仁：白睛红丝可消，泻肺，解肌，除风散寒，烦热、痰、喘逆上气，润燥消积。

前胡：明目，外感头疼，解风寒，理胸腹痰热，哮吼、咳嗽、呕逆、小儿疳气，推陈致新之功，无外感不应用。

川贝母：清心热、散肺郁，虚痨、烦热、咳嗽、上气、吐血、咯血、肺痿、肺痈、喉痹、瘿瘤、乳闭，散结除热，外障白睛红润者用。

麦冬：去白睛红丝，外障用。清心润肺，强阴益精，泄热除烦，消痰，止嗽，行水，生津止渴，吐脓、吐血宜用。

天冬：治肺热目疼，外障用。清金降火，益水上源，泽肌，利二便，肺痈，吐脓血，咳嗽，喘促，足下热疼，骨蒸，生津止渴。

五味子：敛肺经耗散之气，生肾不足之水，生津，定喘，退热。虚汗、虚嗽、虚喘皆宜用。

五倍子：性涩，降火、生津、化痰、止嗽、止血、敛汗、下血，泄痢，脱肛，消目肿，治口①盗汗，以漱口水调搽脐上；须焙干用，敛疮口，非虚人不宜用。

远志肉：令人耳目聪明，利九窍，长肌肉，壮筋骨，通肾气上达于心，开郁，宁心，定神，益智，定惊悸，治痈疽。

石菖蒲：明耳目，补肝益心，开孔利窍，发声音，逐风除湿，去痰，消积开胃，惊痫，止疼，噤口毒痢。

枣仁：炒用补肝胆、宁心、醒脾、除烦、止渴、敛汗，生治胆虚不眠。

柏子仁：润透心肾而悦脾，养心气，宁神，益血，止汗，除风湿，愈惊痫，润皮肌，辟邪，明耳目。

龙眼肉：益脾，长智，养心虚，目胀疼，思虑劳伤心

---

① 口：疑为衍文。

脾者，故归脾汤用之。治肠风下血，引血归脾之功。

莲子肉：益脾土，交水火而媾心肾，安靖上下君相火邪，益十二经络之气血；脾泻，梦遗，滑精，久痢，妇人崩带，用之有大功效。

石莲子：清心，开胃；噤口痢疾，淋沥等症用之。

砂仁：辛温香窜，和胃醒脾调中，通行结滞，腹疼、痞胀、噎嗝、吐呕、赤白痢疾、霍乱、转筋，祛痰，逐冷，消食，醒酒，止疼，安胎，散咽喉、口齿之浮热，导引诸药入肝肾，此肝肾之响导也。研末搽口疮最效。

白豆蔻：辛温，暖脾胃，散滞气，流行三焦，去寒燥湿，化食宽膨，脾虚、久疟、腹疼、吐逆、反胃、白睛翳膜可除。

肉豆蔻：辛温，暖脾胃，调中下气，逐冷祛痰，消食解酒；积冷、腹疼、中恶吐沫①，涩肠②止痢，小儿吐逆。

草豆蔻：一名草果，辛温。暖胃健脾，破气开郁，功同上二味，分别用之，小异。

诃子肉：消痰，泻气，敛肺，降火，涩肠，收脱，止泻、冷气、腹胀。

香附：一名莎草根。去目中凝血，内外障皆用，通行十二经、八脉气分，一切气皆主之，利三焦，解六郁，止诸疼，痰食、积聚、霍乱，止泻、脚气、痈疮或吐血、便血、崩带、月信不调，推陈致新之功；生用行胸结、达皮

---

① 沫：原作"抹"。据文义改。
② 肠：原作"胀"。据文义改。

肤，熟用走肝肾，炒入血分而补虚，盐水炒入肾，酒炒行经，醋炒消积，姜炒化痰，炒黑止血；血分中要药，妇人科不可少者。

陈皮：散燥，补泄，调中快肠，导滞，消痰，破癥，宣通五脏，统治百病。留白则补，去白为橘红，泻气、消痰、散皮、发表。

青皮：入肝胆，疏肝、泻肺、破滞、消坚、除痰、开郁，能发皮表之汗。气虚不用。

槟榔：散邪，破滞，泻胸中至高之气，下行攻坚，去胀，消食，行痰，杀虫。

大腹皮：辛，泄肺，温和脾，下气行水，通大小肠，水肿、脚气、痞胀、痰结同止。

三棱、莪术：治食积、血块、小儿疳眼、目顶平如镜，用以消积。

元胡：内障用，其能行气中血滞、血中气滞。

厚朴：平胃气，宽隔，消痰，化食，消积、客寒犯胃、湿气侵脾。

枳实：性暴，宿食坚积非此不除，麸炒用力缓。不可多用，虚人不宜。

枳壳：开窍，性可同枳实，力稍缓。不可多用，攻消之功。

黑丑、白丑：能洗眼胞红肿，不可轻服，非食水积聚不用攻下之力。

大戟、芫花、甘遂、海藻：四味点目中血瘤最效，不可内服。

三七：治赤眼、毒眼，磨汁点之。

苏木：煎水洗目中瘀血，同防风能散内外风气。

红花：理血，去旧生新，目中死血、板红用之。

紫草：血热目疾，惟凉血之功。

丹参：生新血，去旧血，眼肿而赤者用。

郁金：开胸破结用之，行瘀，磨汁点目中瘀血。

泽兰：扑打损目，头疼不止，行血止血和血，行中带补之功。

续断：治目内伤可补，刺疼可止，养血和血之功。

白芍：理脾气，泻肺火，明目，敛汗，止疼。白术补脾之阳；白芍补脾之阴，同参芪益气，同川芎泻肝。敛瞳生光，乃抑肝扶脾之力；止疼收泪，乃养肝平阴之功。

赤芍：去目中死血，专于破血行血，小肠火盛可除，内障不宜。

乌药：寒气作疼，治一切气余之症，不足者不用。

葳蕤：养肝血，理眦伤，内障用。

阿胶：养血之功，血虚夜疼者最宜，炒珠用。

五灵脂：生血，行血，止血，止疼，妇人目疾多用之。

山楂：专消肉积，积目用之，消化之药。

桃仁：破滞血，生新血，养血润燥，目中瘀血用之。

蓼花：治水眼，明目去湿之功。

秦艽：除头风，解酒毒，去风活络，养血舒筋，目纲挛急者须用。

藁本：专治巅顶头疼，除内热之功。

夏枯草：治眼珠夜疼如神。

蔓荆子：能散风，止头疼，不宜多用，胃虚血虚不宜。

辛夷：止泪、头脑风疼、鼻①塞不通者，温肺。

细辛：止少阴②头疼，借独活为使，诸风湿淫立消，温阳③除寒，风泪、目疼宜用，血虚夜疼者不用。

白芷：治阳明头疼，风寒之要药。目痒迎风冷泪，眉梢骨疼，宜荆子、细辛、白芷，血虚者不宜。

川芎：手少阳、足厥阴、血虚各头疼，诸游风、中风入脑、偏正头风，皆治之。上行头面，下行血海，血中气药。同参芪补元阳，同归芍可理血虚。

羌活、独活：除新旧风湿，引药上行，散风之功，疏肝尤妙。

柴胡：泻肝火，止寒热，散诸经血结气聚，阳气下陷须用以引清阳之气上行，而平少阳、厥阴之邪。

升麻：入脾胃二经，引药上行，伤风、头疼，升发火淤，开提清气，以参芪之力而补胃中元阳。

天麻：开窍，除风湿，益气，强阴。肝虚内作之风，必借血药以佐之。

防风：此风中之润药也，专引风药至湿处。治目用身，治下用梢。目赤多泪、目盲无光宜用。能助参芪之力，杀乌头之毒。燥湿，水烂目疾多用。专入气分，荆子

---

① 鼻：原作"不"，据医理改。
② 阴：原作"阳"，疑与下文"阴"错位。据医理改。
③ 阳：原作"阴"，疑与上文"阳"错位。据医理改。

入血分，故并用。

荆芥：入肝经、气分，解肌表，清头目，行瘀血，去湿热，炒黑止血。

苏叶：入气血，散风，下食，止霍乱，消胀，疏表，目疾不可多用。

麻黄：治风寒头疼，肺虚目疾，邪入重地，借气药可祛卫中之邪，借血药可祛荣中之寒，借温药可逐凝阴寒毒，借寒药可除[①]炎蒸之邪热。连节用治目中旋螺突睛。表虚人不宜。

干葛：阳明药也，能鼓舞胃中清气上行于目，酒伤目疾。虚人不宜。

半夏：治痰湿寒暖症，非此不除，脸皮宽解之要药也。

藿香：金[②]清和芳香之气，治口臭、目脓，外障用。

木香：顶陷可起，肝气上逆，非此不除，同砂仁为肝肾之响导。

胆南星：白睛如烟者，用此以去痰，治风、逐痰之功。

薄荷：消风热，清头目，内外皆用。

青蒿：目热，用以去热，寒不宜。

牛蒡子：治湿热目肿，面目浮肿。

益母子：一名茺蔚子，治瞳人缩小，与青葙子同治。

---

① 除：原文无，据文义补。

② 金：疑为"禀"。《神农本草经疏·卷九》："藿香禀清和芬烈之气"。

木贼草：治肝胆有余，目翳因怒暴，生者不用。

冬花、紫菀：二味治肝寒，目在日光下不见瞳人者，用以温肺，制用。

女贞子：补肝，益精，明目。

吴茱萸：疏肝气，降浊阴，目中大疼，能止血，不宜炒炭用。

公丁香：治呃逆，大寒入肾病目，热症忌之。

芦荟：下部阴挺作痒，纳入，杀虫，明目。

沉香：惟阴挺作丸服之，消阴挺。

乳香：治目中疼，解毒生肌。

没药：散目中瘀血，生肌止疼。

金樱子：目疾、遗浊、滑精，敛瞳人。

苦参：养肝益肾，明目止泪，外障用。

威灵仙：去寒湿，风寒湿之要药，其性猛①，故目疾用之，虚人不宜。

土茯苓：去湿毒，杨结毒用之。

白芦根：酒伤目红用之。

决明子：治肝热目疾，收泪止疼，一②切外障者皆用，故曰决明。

金沸草：治头疼目疾，明目去头旋。

地榆：治痢疾、痔眼。

秦皮：去肝中久热，白翳膜遮睛，视物不明，旋螺，

---

① 猛：原文无，据文义补。《本草纲目·草部·威灵仙》："威，言其性猛也；灵仙，言其功神也。"

② 一：原文无，据文义补。

红肿疼泪，煎汁点、洗皆可，虚人内障不宜。

茵陈：治湿热黄疸，目黄。

炮姜：温肺止疼，生血散瘀，炮治左目，生治右目，寒症宜用。

石决明：开青盲，消翳障，点目去赤膜，退外障。

甘菊花：去头风，清脑热，养目血，除翳膜，收泪明目，散风淫之湿气，利一身之气血，去目中死血，内外障皆宜。

金银花：散外障，消热淤，疗风，明目。

钩藤钩：善于养正，口眼歪斜、侧目斜视用之。

牙皂：治目虚不明，退翳后不明用之，以透其明，取其无坚不破，无闭不开之力；皂刺取其锐利，引诸药直达病所。

血竭：治目睛核破，被物伤者，内服外点均可。

蒙花：微寒，入肝经。治目中赤脉，即血贯瞳人，青盲、肤翳、赤肿眵①泪、小儿疳气攻眼者皆宜。

肉桂：治内障、青盲，一切虚寒、命门火衰非此不除，可以引火归源。

谷精草：治一切星翳障眼。

蕤仁：点目，上胞肿烂、大小眦红肿，退翳，赤脉、胬肉、热症，生光止疼。

川椒：治目中翳膜，安蛔虫，去毒，子去水最良。

---

① 眵：原文无，据《开宝本草》补。《开宝本草·密蒙花》："主青盲肤翳，赤涩多眵泪，消目中赤脉，小儿麸豆及疳气攻眼。"

乌梅：磨汁点目中肉瘤，敛瞳人。

蛇退：去翳膜，内服外洗均可。

兔肝：治目暗，复明。

核桃仁：视物不明须用，常食大益命门。

荸荠：消食，除热，明目，去翳膜。磨粉点目，除热去膜。

田螺：肝热上拥，两目赤疼。为末，点之立效，可去硇砂毒。

木鳖子：治拳毛倒睫最效，为末，拈塞鼻，左塞右，右塞左。

蜂蜜：治目中尘迷，点之即消；合诸药为丸，解诸毒。

千锤麝香膏治一切疔毒恶疮，无拘大小，初起立消，共打成膏，凡疔毒最奇效

松香三钱　乳香三钱　雄黄三钱　巴豆去皮，一钱　台麝一分　蓖麻仁量加

校注后记

一、作者与成书

《目科捷径》，清·刘松岩著。刘松岩，清代广川（今河北景县）人。广川，古地名，因县中有长河为流，故名广川，西汉时期，广川为建制县，是大儒董仲舒的家乡。今有广川镇，景县辖镇，位于河北省景县西南部，景县、故城、枣强三县交界处。

刘松岩行医四十余年，遍访名家。通览经典医书，尤善眼科、妇科证治。鉴于"目科一道，通者绝少，凡得斯疾，只可待时而已，世行之书不少，治之不但无效，反增其病"，"因此日夜留心，遍览诸经，访诸先觉"，历四十年探索积累，而著成此书。刘景芬在《目科捷径·后序》中也说到："四十年来苦攻《内经》，研读《周易》及三坟五典，无不披览。是以稍达先觉之旨，聊明两经之奥。故此以《易经》为经，以《内经》为纬，互相参详，前后考阅，以定诸方而作诸论，订为《目科捷径》一部。"该书成书于清嘉庆二十五年（1820），清同治八年（1869）其曾孙刘景芬重辑加按。

刘景芬《目科捷径·后序》说："是书者，乃先曾祖自度心法，随手录成者也。上法古圣先哲之遗表，下察风土人欲之由来，精一讲求，执中施治，平生气节，其在斯乎。是以辞约而义简，专事功效，不尚修饰，使人便于记览而易晓也。"这大概便是"捷径"之意。

二、主要内容与学术思想

全书共三卷。卷一为目形诸图附说、目科诸辨；卷二为目科诸论、分症诸论；卷三为点药诸方、服药诸方、炮制点药诸法、目科应用点服药本草。

《目科捷径》首论眼之生理及其与脏腑经络关系，眼病病因、病机及基本治则和特殊疗法；次论眼科常见疾病的证因脉治。其于"头痛及目"的原因及证治论述颇详。

卷一目形诸图附说、目科诸辨，以"目形内外分阴阳图附说于后"开篇，以易经"离为目，其形正圆，为纯阳之体，外实而内虚"为文首，讨论双目与八卦阴阳水火五行的关系，继之列"合目胞弦图说附于后""开目图说附后""八极要辨""五轮辨""水火同源论"等内容；在"用药错误受弊论"中，提出"凡目疾必分内外障而治之"，在"玄府论"中，提出"治病者先要通玄府"，认为玄府乃气血之道路，强调人体气血在眼病发病中的作用，认为"凡人有疾，勿拘男妇小儿，疮疡痘疹，痈疬皵噎，瘘痹积聚，一切等症，皆由气血虚损而得也"。在"头疼及目论"和"六经头疼分别论"中提出根据头痛的部位分辨六经，云"若是受寒太过，额冷是少阴疼，若服凉寒，疼尤甚者，是太阴疼，更须用参、芪、姜、桂、丁、附等药以温补之，不然仍再用寒凉之剂，深有性命之忧，慎之慎之！"并告诫头痛及目者禁针灸。在"治头疼分阴阳辨"中提出治疗头痛当辨阴阳虚实寒热真假，所附方剂太阳散风汤、清震汤、生熟两地汤、选奇汤等，不仅仅是眼科用方，也是外感、内伤头痛常用方。

卷二目科诸论、分症诸论，主要论目上下互疼，以及妇人目病等三十余症。卷前有瞳人变色辨、湿寒侵淫论等三论，卷末又有额冷额汗虚寒辨、嗜饮论、气血凝滞论，认为"目中生翳，皆气血凝滞而成也"，"凡治外障者，总以散寒去滞为主，夫病之属，皆气血凝滞之故"等。其中一些不尽属眼科内容，如病本求源论、辨疾之要等。

卷三点药诸方、服药诸方、炮制点药诸法、目科应用点服药本草，载方73首，不少为刘氏创制，世少流传者。书中重用逍遥散原方治疗"羞明伏地""瘥后目久不睁，眵多泪如脓"等眼疾，表明将眼科辨治理论和内科辨治理论相结合，注重阐发目科诸疾的脏腑病因病机，用中医内科理论和辨证方法治疗眼疾的临证思想。

与一般眼科专著相比，本书最大的特点在于主张从整体着手认识眼病，认为眼科不能与内外各科截然分割，强调目病系杂症中之一技，正如作者刘松岩在序言中说："目科原系杂症中之一技也，而世医独曰专门，此言何不情之甚也！且古方脉、小儿、妇女、杂症共有三百余条，皆是一门，俱可谓之专门乎？"这一观点当是受明代温补学派名家薛己"十三科一理贯之"之说的影响。刘氏认为，眼科理论不应该与其他各科分裂，眼病治法方药亦应从内科入手。他说："余观古之目科及今之目科，诸集巧设异名，种种不一，惑人恣甚，屡试其方，不特不效，反增其病……是以遂弃古书治目之方，惟按古经目科诸论内科之方以治目疾，莫不随手而愈。"

至于眼病的辨证，一般眼科专著多强调眼部五轮八廓主病，刘氏却更重视气血阴阳寒热虚实之辨，即所谓"八极"。尝谓："世医不晓经旨，不明八极，以病试药，治之不效，又不改图，以致病者含冤地下，全不自省。""余又按人之气血虚实阴阳寒热日夜思之，以治诸般目症获效甚多。其初总不敢以认真为是，何也？因目科诸论于心相悖，所载之方于症相缪，是以不敢据以认真为是也。无奈细阅《内经》，考及杂症诸书所载者，无非是气血阴阳寒热虚实而已。若分内外施治，其症自无遗矣。如人气血俱盛，邪不能侵，必然无病；若人气血稍衰，邪乘虚入，必然受病，岂止病目也哉！"（《卷一·八极至要辨》）其治学思想与开创眼科整体综合辨证思路的《原机启微》（元·倪维德著）如出一辙。针对多数眼科医生和眼科论著更多重视专科治法和专方，而对于中医的基础理论以及药性缺乏深入学习研究的状况，本书特别强调经典著作的指导意义。正如刘景芬在后序中所说："先曾祖……四十年来苦攻《内经》，研读《周易》及三坟五典，无不披览。是以稍达先觉之旨，聊明两经之奥。故此以《易经》为经，以《内经》为纬，互相参详，前后考阅，以定诸方而作诸论，订为《目科捷径》一部。"

纵观全书，从眼科基础理论到临床治法方药，都体现了《周易》《黄帝内经》学说的指导。其总论详述八卦阴阳与脏腑、眼睛的对应关系，颇多创见。如书中所论五轮，系将五行、六气与八卦相结合进行配属，立意深远，见解独特，不同于眼科诸书，内涵甚为丰富，值得深入发掘研究。

刘氏学术以易水为宗，但对河间学派的某些精华亦能认真汲取。如刘完素的玄府理论，原是用以阐述五运主病，六气皆从火化，七情皆从火化的病因病机，为其火热论张本而立。后世眼科引入指导内障眼病的治疗，创立了不少开通玄府明目的方法，收到良好效果，然而对于玄府概念的探索一直空缺。本书卷一列"玄府论"一篇，首先指出"玄府者，即《仙经》所云玄牝、规中也，在一身之中正，乃气血之道路"，然后强调"治病者先要通玄府，不然治亦不效"，并明确提出"上焦玄府以心肺为主，必先要用通心肺之药；中焦玄府以脾胃为主，必先要用通脾胃之药；下焦玄府以肝肾为主，必先要用通肝肾之药，此治病之最要者"。据笔者所见，这是河间之后涉及玄府理论为数不多的古代文献，可以认为是第一篇关于河间玄府理论的专题论述，学术价值毋庸置疑。

基于对玄府理论的重视，刘氏在本书中还多次论及开通玄府的意义与方法。如《卷二·气血凝滞论》云："凡人目中生翳，皆气血凝滞而成也，盖气血为人身之总宰，乃生死之关也。若气旺血周流而行顺，则无病，若不周而行逆，则诸疾作矣。"又如《卷二·耳目不聪明论》云："耳目不聪明者，皆因气血不周，凝滞道路，即玄府不通也。耳目居于至高，此为上焦玄府不通，宜用通心肺上焦之药以治之，上焦通而下焦亦通，肾气即可上达于耳目，则耳目自然能视听而聪明矣。"这些独特见解对眼科临床及玄府治法研究均富有指导意义。

与河间力主"阳热怫郁、玄府闭塞"不同的是，作者极力强调寒邪导致的闭塞。如谓"翳膜者，由寒滞气血而成"，故主张"凡治外障者，总以散寒去滞为主"。此与河间之说可谓南辕北辙，但是却有其充分的临床依据，体现了作者的创新精神，丰富和完善了玄府学说的内涵。书中还提出了一系列常用的开通玄府药物，对后学颇有启迪。

眼科领域，历来认为火热证多、虚寒证少。金元张子和"目不因火则不病"之说影响甚广。眼科医生滥用寒凉，造成不少弊端。在明代温补学派诸家的巨大影响下，命门学说的内涵开始向眼科范畴扩展，清代黄庭镜《目经大成》是将命门学说引入眼科的第一家。刘氏也受此影响，书中不仅引入了赵献可命门真火为立身之本的论述，而且运用《易经》"离为目"的学说阐发眼目的生理病理。如谓："易曰：离为目。其形正圆，为纯阳之体。"因而论目首重阳气，极力反对目病治火的偏见，如卷一"用药错误受弊论"云："外障，治宜散风去寒可也。表解而目自愈，何也？表解，风邪随汗而散，又何必用苦寒以祛火也。若误用苦寒而内必伤，伤则内虚，而外受之风寒亦随入内矣，此小病而反增成大疾矣，已误矣。"针对眼科惯用寒凉的偏见，书中明确提出："凡治外障者，总以散寒去滞为主"，"若内障，必须温散加以补剂"。论治倡用附子、吴萸、肉桂等温热之品，在眼科领域中独树一帜。书中内服方59首，其中属温热者35首，多引自易水学派、温补学派诸家内科通治方而予以加减，亦有自制之方。尤其首列加味回阳补中益气汤、加味回阳逍遥散二方，在常用名方补中益气汤与逍遥散中加入附子、吴萸等品，认为"一切虚寒，皆宜服"，"乃目科最当令者，故名为左辅右弼"。其注重温补扶阳有胜于《目经大成》及《眼科奇书》等著述，堪称眼科温补派的代表。

作为一部眼科专著，对于眼局部病症的辨析是至关重要的。《目科捷径》在这方面也有其特色。作者不囿于七十二症之说，各论部分仅列举眼科病症 40 种，既有眼丹眼漏、瞳人变色、血贯瞳人及雀盲等常见目病，更有不少与全身疾患相关的目病。立足整体论述目病，高度重视眼与全身的联系，形成本书的一大特色。作者在卷一"头疼及目论""治头疼分阴阳辨"及"六经头疼分别辨"等篇章中，精辟地阐述了各种头痛与目病的关系，指出："凡头疼多有及目者，何也？目乃肝之窍故也。六阳皆会于头，惟厥阴之脉上入吭嗓，连目系出额，故治者常以七经辨之，总以属虚者多而属实者少也。"进而详细介绍了分辨阴阳及六经的证治经验，不仅于眼科医者卓有指导价值，对内科医生也有很大帮助。

是书卷二分论眼科病症 39 种，其中卧湿失明、头顶发际生疮目起旋螺、目腿上下互疼等 9 种均属于全身病变或他科疾患引起的目病。尤其妇人阴挺目疾、妊妇饮冷水目疾及虚人淋沥致目不明等 3 症，为其他眼科、妇科医籍所未载，反映了本书作者作为通科医生的宝贵经验，值得珍视。书中还有不少有关从全身表现进行目病辨证的论述，如"额冷额汗虚寒辨"指出："目病额冷额汗者，乃心火不足也。如手足发凉者，脾寒也。睛有白点浮白及指甲发青，皆属于寒。如气短似喘，行动无力，四肢懈惰，喜静恶动，皆脾经气虚也。若目远近皆不能视，是气血两虚也。"这种重视整体辨证的思想，在古代眼科专著中是不多见的，有助于中医眼科辨证论治水平的提高。

综上所述，《目经捷径》是一部内容丰富、特色鲜明的中医眼科专著，堪称温补学派在眼科的代表作，理论价值与实用价值俱高。由于近百年来该书刊行较少，流传不广，目前已成孤本，未能发挥和体现其应有的作用和价值。该书的整理出版，对于完善中医眼科学术、活跃眼科学派争鸣，构建眼科整体辨证论治体系，具有重要的意义，值得进一步深入学习研究。

三、版本的调研和选择

据《全国中医图书联合目录》载，《目科捷径》只有清光绪六年庚辰（1880 年）盛京同文山房刻本一个版本，而《中国中医古籍总目》载《目科捷径》有两个版本：清光绪六年庚辰（1880 年）本与清光绪十六年庚寅（1890 年）本。但我们此次版本调研中所见，各地图书馆所藏刻本及私人收藏抄本，均为清光绪六年庚辰盛京同文山房刻本，而未见到光绪十六年庚寅本。推测该版本或已佚，或为清光绪六年本之误记，故清光绪六年庚辰本已为《目科捷径》现存孤本。

此次整理作为底本的清光绪六年庚辰盛京同文山房刻

本，采自中国中医科学院图书馆及黑龙江中医药大学图书馆。整部书由书页名、序文、正文组成。正中刻大字书名"目科捷径"，右上为镌刻时间"光绪庚辰百花生日梓镌"，左侧刻"附绛雪丹"及版藏"盛京同文山房存版"。版本保存完整，页面文字清晰，辨认清楚。此次整理以该刻本为底本。因为没有参校本可供选择，故校勘整理主要以本校、他校为主，慎用理校。

《目经捷径》是一部内容丰富、特色鲜明的中医眼科专著，堪称温补学派在眼科的代表作，理论价值与实用价值俱高。由于近百年来该书刊行较少，流传不广，目前已成孤本，未能发挥和体现其应有的作用和价值。该书的整理出版，对于完善中医眼科学术、活跃眼科学派争鸣，构建眼科整体辨证论治体系，具有重要的意义，值得进一步深入学习研究。由于我们整理古代医药文献的经验不足，限于能力、时间等因素，书中难免存在疏漏之处，殷切希望各位专家学者提出宝贵意见，以便再版时修订提高。

本书校注得到王明杰、和中浚二位先生的审定，在此表示感谢！

方名索引

总 书 目

医　　经

内经博议

内经精要

医经津渡

灵枢提要

素问提要

素灵微蕴

难经直解

内经评文灵枢

内经评文素问

内经素问校证

灵素节要浅注

素问灵枢类纂约注

清儒《内经》校记五种

勿听子俗解八十一难经

黄帝内经素问详注直讲全集

基础理论

运气商

运气易览

医学寻源

医学阶梯

医学辨正

病机纂要

脏腑性鉴

校注病机赋

内经运气病释

松菊堂医学溯源

脏腑证治图说人镜经

脏腑图书症治要言合璧

伤寒金匮

伤寒大白

伤寒分经

伤寒正宗

伤寒寻源

伤寒折衷

伤寒经注

伤寒指归

伤寒指掌

伤寒选录

伤寒绪论

伤寒源流

伤寒撮要

伤寒缵论

医宗承启

伤寒正医录

伤寒全生集

伤寒论证辨

伤寒论纲目

伤寒论直解

伤寒论类方

I

本　草

药鉴

药镜

本草汇

本草便

法古录

食品集

上医本草

山居本草

长沙药解

本经经释

本经疏证

本草分经

本草正义

本草汇笺

本草汇纂

本草发明

本草发挥

本草约言

本草求原

本草明览

本草详节

本草洞诠

本草真诠

本草通玄

本草集要

本草辑要

本草纂要

识病捷法

药性纂要

药品化义

药理近考

食物本草

见心斋药录

分类草药性

本经序疏要

本经续疏证

本草经解要

青囊药性赋

分部本草妙用

本草二十四品

本草经疏辑要

本草乘雅半偈

生草药性备要

芷园臆草题药

新刻食鉴本草

类经证治本草

神农本草经赞

神农本经会通

神农本经校注

药性分类主治

艺林汇考饮食篇

本草纲目易知录

汤液本草经雅正

新刊药性要略大全

淑景堂改订注释寒热温平药性赋

方　书

医便